PraxisWissen

Jobcoaching für Menschen mit psychischer Erkrankung

Psychiatrie Verlag

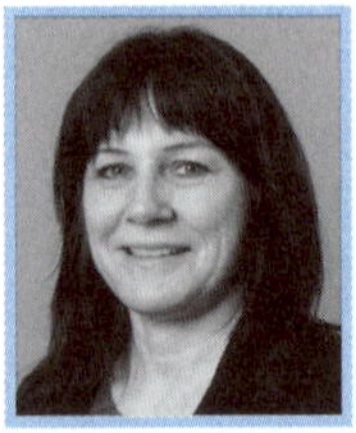

BETTINA BÄRTSCH, Psychologin lic. phil., eidg. dipl. Berufsberaterin, MAS Supervision und Coaching in Organisationen (BSO), Weiterbildungen in Führung und hypnosystemischer Beratung, mehrjährige Tätigkeit als IV-Berufsberaterin, hat die Abteilung Supported Employment der Psychiatrischen Universitätsklinik Zürich mit elf Jobcoaches aufgebaut und 15 Jahre lang geleitet. Sie arbeitet heute in eigener Praxis als Coach, Jobcoach und Supervisorin.

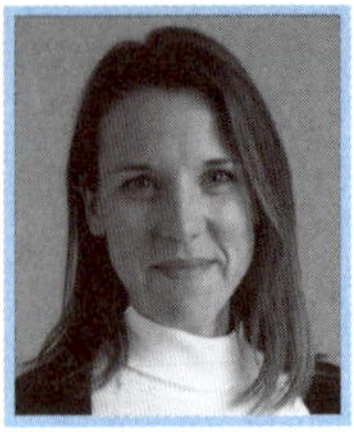

MICHELINE HUBER, Psychologin lic. phil., MAS systemisch-lösungsorientierte Beratung und Coaching, ist seit 2009 als Jobcoach und Beraterin für Menschen mit psychischen Erkrankungen tätig. Zudem unterstützt sie Arbeitgebende dabei, die mentale Gesundheit ihrer Mitarbeitenden zu stärken. Nebenberuflich ist sie Lehrbeauftragte an der Hochschule Luzern.

Für dieses Buch bekamen wir von vielen Seiten großzügige Unterstützung. Wir bedanken uns herzlich bei Daniela Buser, Cristina Fritz, Silvia Grois, Albrecht Konrad, Stefan Kull, Claude Ney, Simona Ryser, Christian Sieber, Eveline Suter, Prof. Wulf Rössler, den Jobcoaches der Psychiatrischen Universitätsklinik Zürich und ganz besonders auch bei allen Klient*innen, die hier nicht namentlich erwähnt werden möchten, uns aber inhaltlich sehr unterstützt haben, indem sie Texte geschrieben und ihre persönlichen Geschichten zur Verfügung gestellt haben. Damit haben sie dieses Buch ungemein bereichert.

PraxisWissen

Bettina Bärtsch und
Micheline Huber

Jobcoaching für Menschen mit psychischer Erkrankung

Psychiatrie
Verlag

Die Reihe **Praxis**Wissen wird herausgegeben von:
Karsten Giertz, Caroline Gurtner, Klaus Obert, Tobias Teismann und Maike Wagenaar

Bettina Bärtsch und Micheline Huber
Jobcoaching für Menschen mit psychischer Erkrankung
PraxisWissen 4
2., überarbeitete und aktualisierte Auflage 2026
ISBN: 978-3-96605-308-2
ISBN E-Book (PDF): 978-3-96605-330-3
ISBN E-Book (EPUB): 978-3-96605-331-0

Weitere Bücher zu psychiatrischen Störungen finden Sie im Internet:
www.psychiatrie-verlag.de

Bibliografische Information der Deutschen Nationalbibliothek
Die Deutsche Nationalbibliothek verzeichnet diese Publikation in der Deutschen Nationalbibliografie; detaillierte bibliografische Daten sind im Internet über https://portal.dnb.de abrufbar.

Psychiatrie Verlag GmbH
Ursulaplatz 1
50668 Köln
info@psychiatrie-verlag.de

Lektorat: Uwe Britten, Eisenach
Umschlagkonzeption und -gestaltung: studio goe, Düsseldorf
unter Verwendung eines Fotos von imaginima/iStock.com
Typografiekonzeption: Iga Bielejec, Nierstein
Typografie und Satz: Barbara Hoffmann, Leipzig
Druck und Bindung: Plump Druck & Medien, Rheinbreitbach

Inhalt

Unterstützung individuell gestalten – Vorwort

Als wir 2003 das erste Forschungsprojekt zum Thema »Supported Employment« in Angriff nahmen, war in der Schweiz die Idee, dass Menschen mit einer psychischen Erkrankung in ihrem Wunsch nach Integration im ersten Arbeitsmarkt unterstützt werden sollten, kaum bekannt. Es war schwer, überhaupt Personen mit einer psychischen Erkrankung zu finden, die sich bei der Stellensuche unterstützen lassen wollten, obwohl es für sie im Rahmen des Projektes kostenlos war. Sie trauten es sich nicht zu oder wurden von ihren Behandelnden und Angehörigen davor gewarnt, wieder zu arbeiten. Arbeit belastet, macht krank oder eben noch kränker – so war die Devise. Diese Haltung zeigte sich auch bei Arbeitgebern, die wir um geeignete Stellen anfragten. Auch bei ihnen stießen wir auf Unverständnis. Sie waren der Meinung, dass es für kranke Menschen geschützte Arbeitsstellen gebe und dass kein Platz für kranke Menschen im Arbeitsmarkt sei.

Heute ist die Arbeit als Jobcoach*in etabliert und wird rege genutzt. Es zeigt sich, dass Menschen mit einer psychischen Erkrankung auf dem ersten Arbeitsmarkt arbeiten wollen und können. Die berufliche Tätigkeit unterstützt ihre gesundheitliche Stabilität – solange die Arbeit der Gesundheit angepasst ist.

Für Jobcoachings gibt es keine fixen Abläufe oder einfachen Rezepte. Die Beratung passen wir individuell der gesundheitlichen, beruflichen und persönlichen Situation der Klienten und Klientinnen an. Zudem beraten wir Arbeitgeber und Arbeitgeberinnen und arbeiten mit weiteren involvierten Personen und Stellen zusammen, damit eine nachhaltige Integration gelingen kann. Wir geben in diesem Buch

Einblick in die vielfältigen und spannenden Aufgaben von Jobcoaches und illustrieren dies mit Beispielen.

Die Arbeit als Jobcoach*in hat sich zunehmend professionalisiert, in Deutschland unter anderem durch Jobcoaching[AP]. In der Schweiz gibt es mittlerweile verschiedene Lehrgänge und eine Berufsprüfung. Das Interesse am Beruf ist groß. Wir haben uns gefreut, dass wir zu unserem Buch von 2019 viele Anmerkungen und positive Rückmeldungen bekommen haben und wir Sie jetzt zur zweiten Auflage begrüßen dürfen. Auch in den letzten sechs Jahren hat sich viel getan. Wir haben das Buch deshalb komplett überarbeitet. Die überarbeitete Neuauflage enthält neue Inhalte zu *Coachingmethoden, Umgang mit Wut, aggressivem Verhalten* sowie *Konflikten* und bezieht die aktuellen Themen *Arbeitswelt 4.0* und *künstliche Intelligenz (KI)* mit ein. Die *zentralen Themen der Klient*innen* und die *Herausforderungen als Jobcoaches* haben wir alphabetisch geordnet, damit das Buch auch zum raschen Nachschlagen dienen kann.

Wir hoffen, Sie nutzen das Buch weiterhin so rege, und freuen uns auf Ihre Rückmeldungen!

Inklusion durch Arbeit

Die Bedeutung der Erwerbsarbeit

Weshalb räumen unsere Klient*innen und wir der Erwerbsarbeit einen so hohen Stellenwert ein? Arbeit ist in unserer Kultur ein wesentlicher Bestandteil der Identität und des Selbstwertgefühls. Sie fördert die soziale Teilhabe, das persönliche Wachstum und die psychische Stabilität. Durch Arbeit erfahren wir Anerkennung, Zugehörigkeit und die Möglichkeit, Fähigkeiten und Interessen einzubringen – oder eben das Gegenteil.

Sind Menschen dauerhaft mit den Anforderungen ihrer Arbeitsstelle überfordert, kann dies zu einer psychischen Erkrankung führen. Umgekehrt beeinflussen psychische Erkrankungen oft die Leistungsfähigkeit. Im Jobcoaching begegnen wir Menschen, die schon lange psychisch krank sind, aber auch solchen, die zum ersten Mal aufgrund gesundheitlicher Probleme ihre Arbeitsstelle verloren haben. Betroffene kämpfen nicht nur mit den Erkrankungssymptomen, sondern auch mit den sozialen Folgen wie Stigmatisierung und Isolation. Die Motivation zur Rückkehr ins Arbeitsleben ist in den Beratungsgesprächen spürbar – genauso wie die Angst vor erneutem Scheitern. Je länger die Arbeitsunfähigkeit dauert, desto mehr verstärken sich Versagensängste, was eine Erkrankung aufrechterhalten kann.

Eine erfolgreiche Rückkehr ins Arbeitsleben kann eine entscheidende Wende im Genesungsprozess sein. Arbeit strukturiert den Alltag, ermöglicht Kontakte und gibt das Gefühl, etwas Sinnvolles zu leisten – eine wichtige Grundlage für psychische Stabilität.

Personen mit einer psychischen Erkrankung sind im Vergleich zu Menschen mit anderen gesundheitlichen Einschränkungen stärker vom ersten Arbeitsmarkt ausgegrenzt (Dehn 2025). Sie begegnen Vorurteilen wie: »Nach einem Burn-out kann man keine Führungsfunktion mehr einnehmen«, »Ein Aufenthalt in einer psychiatrischen Klinik macht alles nur noch schlimmer« oder gar »Menschen mit Schizophrenie sind gefährlich«. Solche Meinungen sind in der Gesellschaft weit verbreitet und beeinflussen auch das Umfeld. Klient*innen übernehmen solche Überzeugungen manchmal (Selbststigmatisierung), was sich negativ auf die Integration auswirkt (Rüsch u. a. 2020). Das Jobcoaching ermöglicht allen Beteiligten, sowohl Berührungsängste als auch Vorurteile abzubauen, und stärkt die Unabhängigkeit der Klient*innen (Drake & Wallach 2020).

Wandel der Arbeitswelt

Die Arbeitswelt hat sich in den letzten Jahrzehnten durch Digitalisierung und künstliche Intelligenz (KI) drastisch verändert. Arbeitsverhältnisse sind unsicherer geworden und zeichnen sich durch ein dynamisches Umfeld sowie einen globalisierten Arbeitsmarkt aus. Doch nicht nur die Arbeitswelt, auch die Gesellschaft insgesamt hat sich verändert. Aufgrund unbegrenzt erscheinender Möglichkeiten herrscht hoher Erwartungsdruck an ein glückliches, erfolgreiches Leben. Viele Menschen sehen es als ihre Aufgabe an, Arbeit, Freizeit, Familie und sich selbst permanent zu »optimieren«.

Oft begegnen Jobcoaches Klient*innen, deren Selbst*optimierung* zur Selbst*ausbeutung* geworden ist und die ungesunde Grundannahmen verinnerlicht haben: »So, wie ich bin, bin ich nicht genug« oder »Ich muss mehr leisten, um den Ansprüchen zu genügen«. Diese Überzeugungen nähren die hohen Erwartungen an die eigene Leistungsfähigkeit und treiben Klient*innen weiter an. Für die Arbeit als Jobcoaches steht die Frage im Zentrum, wie Menschen mit einer erhöhten Vulnerabilität einen Umgang mit diesen Herausforderungen finden, um nachhaltig und erfolgreich am Arbeitsleben teilzuhaben.

Arbeitswelt 4.0

Der Begriff »Arbeitswelt 4.0« bezeichnet die Anpassung der Arbeitsformen und -bedingungen an die digitale, vernetze Arbeitswelt. Dieser Anpassungsprozess betrifft alle Branchen, wenn auch in ungleichem Ausmaß und Tempo (Majkovic u. a. 2021). Die Arbeitswelt 4.0 bringt für Mitarbeitende wie auch Vorgesetzte zentrale Veränderungen mit sich:

Flexibilisierung der Arbeit: Mitarbeitende haben Gestaltungsfreiraum betreffend Arbeitszeit, -inhalt und -ort. »Remote« Arbeit ermöglicht Mitarbeitenden, ihre Tätigkeit von einem beliebigen Ort aus zu erledigen.

Automatisierung, Digitalisierung, Vernetzung: Automatisierte Prozesse und digitale Technologien machen Arbeitsabläufe effizienter, erleichtern den Zugriff auf Informationen und ermöglichen eine ortsunabhängige, vernetzte Arbeitsweise.

Veränderung der Führungskultur: Bisherige hierarchische Unternehmensstrukturen werden hinterfragt und neue Führungsmodelle etabliert. Vorgesetzte fördern vermehrt das Selbstmanagement ihrer Mitarbeitenden und unterstützen sie dabei, Unternehmensziele und individuelle Ziele zu erreichen.

Lebenslanges Lernen: In einer sich ständig verändernden Arbeitswelt verändern sich auch Kompetenzanforderungen kontinuierlich. Dieser Prozess erfordert seitens der Mitarbeitenden Anpassungsfähigkeit und die Bereitschaft zur Neuorientierung. Vorgesetzte wiederum sind gefordert, Veränderungen frühzeitig zu erkennen und lebenslanges Lernen innerhalb des Unternehmens zu stärken.

Schlüsselkompetenzen: Zusätzlich zu sich verändernden Fachkompetenzen sind Soft Skills wie Flexibilität, Kooperationsfähigkeit und Teamorientierung sowie Offenheit gegenüber Veränderungen als Schlüsselkompetenzen gefragt.

HERAUSFORDERUNGEN Welche Herausforderungen bringen diese Veränderungen für die berufliche Integration von Menschen mit psychischer Erkrankung mit sich? Wie kann im Jobcoaching damit umgegangen werden?

Unsicherheit durch ständigen Wandel: Menschen in psychischen Krisen sind meist verunsichert. Oft bauen sie ihr Selbstvertrauen dadurch auf, beim Wiedereinstieg auf Bekanntes zu stoßen und dadurch zu merken, was sie können. Der ständige schnelle Wandel, mit dem Unternehmen in der Arbeitswelt 4.0 konfrontiert sind, kann Menschen mit psychischen Erkrankungen zusätzlich verunsichern. Durch die Erfahrung, den Anforderungen der Arbeitswelt nicht mehr gewachsen gewesen zu sein, fehlt gegebenenfalls die Zuversicht, mit Herausforderungen adäquat umgehen zu können, was die Unsicherheit verstärkt. Das Gespräch über diese Ängste entlastet Klient*innen. Bei der Planung der Integration wird mit Arbeitgebenden zusammen festgelegt, wo zu Beginn die Schwerpunkte liegen und welche Informationen und Verantwortlichkeiten zu einem späteren Zeitpunkt folgen können. In der Arbeitswelt 4.0 muss diese Planung je nach Ausgangslage der Klient*innen noch sorgfältiger erfolgen.

Flexibilisierung: Die Flexibilisierung fördert die Anpassung der Arbeitstätigkeit an die individuellen Bedürfnisse. Entlastend sind die Gestaltungsmöglichkeiten, wenn Klient*innen sich durch eine psychische Erkrankung mit ihren Bedürfnissen und Belastungsgrenzen so auseinandergesetzt haben, dass sie diese kennen und benennen können. Jobcoaches unterstützen dabei, die Arbeit gesundheitsförderlich zu gestalten, und achten darauf, dass Bedürfnisse nicht (erneut) ignoriert werden.

Die fehlende Struktur am Arbeitsplatz kann belastend sein, wenn Klient*innen ihre Grenzen nicht kennen und/oder unzureichend durchsetzen können. Hier sind die Jobcoaches gefragt, mit ihnen zusammen belastende Arbeitsweisen zu identifizieren und sie beim Erarbeiten gesunder Strategien zu unterstützen. In jedem Jobcoaching lohnt es sich, die Selbstorganisation der Klient*innen zu stärken. Für den beruflichen Erfolg in der Arbeitswelt 4.0 ist diese Kompetenz besonders wichtig.

Remote Work: Zu Beginn der Eingliederung ist die Belastbarkeit vieler Klient*innen reduziert. Je nach Tätigkeitsbereich ermöglicht das Arbeiten im Homeoffice, die Energie gezielt einzusetzen, selbstbestimmt Pausen einzulegen und Arbeitsunterbrechungen zu verringern. Zudem entfällt der Arbeitsweg, was eine weitere Erleichterung darstellen kann. Gleichzeitig ist es im Jobcoaching erforderlich, wachsam zu sein, damit durch die Tätigkeit im Homeoffice kein Vermeidungsverhalten (Arbeitsweg, soziale Interaktion etc.) begünstigt wird.

Veränderte Formen der Zusammenarbeit im Team: Für ihre berufliche Integration sind Klient*innen auf zwischenmenschliche Kontakte und auf unmittelbares Feedback angewiesen. So erlangen sie Sicherheit und erfahren soziale Unterstützung. Jobcoaches besprechen mit Klient*innen daher deren Zusammenarbeit im Team, die in der Arbeitswelt 4.0 vermehrt in hybriden oder virtuellen Teams erfolgt. Für die berufliche Integration ist es hilfreich, Personen zu identifizieren, die den Einstieg erleichtern können. Arbeiten Klient*innen sowie deren Kolleg*innen nicht täglich am gleichen Ort, kann es schwierig sein, solche Personen am Arbeitsplatz zu finden. Die Tätigkeit im Homeoffice kann dazu führen, dass Klient*innen sich isoliert fühlen. Trauen sich Klient*innen aufgrund unterschiedlicher Arbeitsorte nicht, Kolleg*innen bei Bedarf um Unterstützung zu bitten, erschwert dies den Integrationsprozess. Zusätzlich fällt vielen Klient*innen die Trennung zwischen Homeoffice und Privatleben schwer, da diese Grenze nicht mehr klar vorgegeben ist.

Für das Jobcoaching besonders anspruchsvoll ist es, wenn Klient*innen in selbstorganisierten Teams arbeiten, die ohne Vorgesetztenfunktion auskommen. Hier muss zu Beginn des Jobcoachings geklärt werden, wer im Betrieb die zuständige Ansprechperson ist. Es ist auch eine Lösung, statt der formal zuständigen Führungsperson Personalverantwortliche, die fachliche Leitung oder ein Teammitglied eng ins Jobcoaching miteinzubeziehen.

Führen auf Distanz: Werden Teams auf Distanz geführt, kann es für Vorgesetzte schwierig sein, Verhaltensänderungen wie sozialen Rückzug, Leistungseinbußen oder andere Frühwarnzeichen einer Verschlechterung des psychischen Zustandes rechtzeitig festzustellen. Jobcoaches klären Vorgesetzte daher umso genauer über mögliche Veränderungen auf. Es kann erforderlich sein, öfter um deren Einschätzung zu bitten, da sie gegebenenfalls nicht täglich mit den Klient*innen in Kontakt stehen. Durch häufigeres Nachfragen kann die Aufmerksamkeit von Vorgesetzten auf diese Aspekte gelenkt werden.

Fehlt Klient*innen durch die Arbeit im Homeoffice das regelmäßige Feedback durch Vorgesetzte und Kolleg*innen, sind die Jobcoaches noch stärker gefordert, die Situation am Arbeitsplatz und auch Arbeitsweisen der Klient*innen differenziert zu betrachten sowie die Auswirkungen auf die Gesundheit mit ihnen zu thematisieren. Statt eines wöchentlichen Gesprächs zwischen Klient*in und vorgesetzter Person kann es beim Führen auf Distanz zielführender sein, zwischen den beiden täglich ein kurzes Check-in zu etablieren. Der Austausch zwischen beiden sollte zudem intensiviert werden, wenn Sprachbarrieren vorhanden sind, zum Beispiel da die vorgesetzte Person im Ausland arbeitet.

Zusammenarbeit mit Arbeitgebenden: Wie in jedem Jobcoaching sensibilisieren Jobcoaches Vorgesetzte in Rücksprache mit Klient*innen über deren Bedürfnisse und vermitteln Wissen, wie der Integrationsprozess unterstützt wird. Stehen spezifische Anforderungen der

Arbeitswelt 4.0 im Zentrum wie Selbstorganisation, Kommunikationsschwierigkeiten in agilen Projektteams oder generelle digitale Kompetenzen, werden diese am Roundtable thematisiert und Lösungen erarbeitet. > Roundtables, Seiten 127 ff., 136 ff.

Teammitglieder wie auch Vorgesetzte arbeiten in der Arbeitswelt 4.0 unter Umständen in unterschiedlichen Ländern, was je nach Zeitzone und Fremdsprachenkompetenz den Austausch erschweren kann. Nicht alle Roundtables eignen sich für eine virtuelle bzw. hybride Durchführung. Wenn die Arbeitsrealität der Klient*innen jedoch ausschließlich in virtuellen Teams stattfindet, passen Jobcoaches die Roundtables an dieses Format an.

Künstliche Intelligenz (KI)

Zurzeit werden wir von den Entwicklungen und Möglichkeiten der KI überrollt. Laufend werden neue KI-Tools für fast jede Lebenslage und Fragestellung entwickelt. Die Nutzer*innen können aus unzähligen Möglichkeiten auswählen, was bei der Vielzahl an Angeboten nicht einfach ist. Bislang nutzen unsere Klient*innen vor allem ChatGPT oder Gemini. Es gibt weitere Tools, die automatisch Protokolle und Zusammenfassungen erstellen, Bilder generieren, Texte korrigieren oder übersetzen. KI transformiert Arbeitsstellen tiefgreifend. Frühere grundlegende Veränderungen der Arbeitswelt (durch Maschinisierung, Automatisierung und Digitalisierung) ersetzten vorwiegend manuelle Tätigkeiten mit eher einfacherem Qualifikationsniveau. Die Veränderung durch KI wird alle Qualifikationsniveaus betreffen: von standardisierten Kundendienstanliegen wie Terminbuchungen bis zu medizinischen Spezialabklärungen (Majkovic u. a. 2024).

Digitale, kognitive und soziale Skills werden in der Arbeitswelt zunehmend wichtiger. Im Jobcoaching treffen wir auf Menschen, die aufgrund dieser Entwicklungen Angst vor Arbeitsplatzverlust oder vor zusätzlichem Druck haben, da sie sich an neue KI-gesteuerte Prozesse im Arbeitsalltag anpassen müssen.

Die KI hat aber auch Vorteile. Immer mehr Klient*innen und Jobcoaches nutzen KI. Die Einsatzmöglichkeiten sind sehr breit. KI kann bei der Suche nach Stelleninseraten, beim Erstellen und Optimieren des Lebenslaufs und von Bewerbungsschreiben oder für professionelle Bewerbungsfotos eingesetzt werden. Neben den Sprachkorrekturprogrammen kann KI zudem helfen, Arbeitszeugnisse einzuschätzen, Vor- und Nachteile zu einem Thema anzugeben, Lohnvergleiche durchzuführen oder Vorstellungsgespräche vorzubereiten. Und last, but not least: KI kann bei Themen wie Selbstwert, Achtsamkeit, Small Talk, Stressbewältigung, gewaltfreie Sprache, Angstattacken und vielem mehr eingesetzt werden.

KI kann zweifellos inspirieren. Der Zugang ist zeit- und personenunabhängig. KI bleibt auch bei hartnäckigem Nachfragen freundlich, gibt schnell Ideen und umfassende Inputs. Sogar Bewerben kann Spaß machen. Braucht es denn zukünftig überhaupt noch Jobcoaches? Auf jeden Fall! Es ist wichtig, dass unsere Klient*innen menschliche Jobcoaches haben, die Interesse an ihnen und ihren Herausforderungen haben, die nachfragen, Feedback geben, den Prozess begleiten und die Umsetzung kontrollieren. Zudem können Jobcoaches ihren Klient*innen aufzeigen, wie sie mit KI umgehen können. Einige Klient*innen verlieren sich in den unzähligen Möglichkeiten und Antworten. Andere nutzen für jegliche Fragestellungen KI, was Abhängigkeiten schaffen kann und auch aus ökologischer Sicht (hoher Stromverbrauch) nicht sinnvoll ist.

Jobcoaches können Klient*innen unterstützen, KI nutzbringend einzusetzen. Dazu gehören:

Gutes Prompten (Fragestellungen eingeben): Je präziser und klarer der Prompt, desto besser die Resultate. Definiert wird die Rolle, die die KI einnehmen soll (etwa »erfahrene Kauffrau«), die Fragestellung (»Arbeitszeugnis bewerten«), die Form (»Fließtext«), die Länge der Antwort (»10 Sätze«) und in welchem Stil die Antwort sein soll (»einfache Sprache«).

Kritisches Einordnen erhaltener Antworten: KI generiert teilweise falsche oder irreführende Informationen und unpassende Inhalte. Es ist schwierig, Fakten von Fakes zu unterscheiden. Oft sind Quellen der Antworten unbekannt und der Lösungsweg ist nicht nachvollziehbar. Es ist daher wichtig, die Vorschläge von KI kritisch zu prüfen. Wir sollten nur das übernehmen, was sinnvoll erscheint. Da die schnellen und umfassenden Antworten auf den ersten Blick imponieren, ist das nicht immer einfach. Es braucht Selbstbewusstsein und eine gute Selbsteinschätzung, um die Antworten einzuordnen und bei Bedarf auch zu verwerfen.

Beachten von Datenschutz und Quellen: KI-basierte Tools sind lernende Systeme. Sie nutzen die eingegebenen Daten weiter. Jobcoaches und Klient*innen wissen nicht, wofür ihre Eingaben später benutzt werden und was mit diesen passiert. Wir mahnen daher, sensible Informationen wie Namen, Adressen, Diagnosen, Firmeninterna etc. nicht in KI-Tools einzugeben oder entsprechende Inhalte nicht mit KI zu erstellen.

Natürlich gelten diese Punkte auch für Jobcoaches. Selbst wenn es verlockende KI-Möglichkeiten gibt, etwa automatisch Berichte aus einem Verlaufsprotokoll zu erstellen oder Protokolle zu schreiben, müssen sich Jobcoaches an den Datenschutz halten.

Theoretische Grundlagen

Menschen mit einer psychischen Erkrankung werden von vielen Seiten bei der Arbeitsintegration unterstützt. Psychiatrische Kliniken bieten beispielsweise Arbeitstherapien an. Es gibt auch spezialisierte Institutionen, die geschützte Arbeitsstellen und Programme anbieten, die das Ziel haben, Menschen mit einer psychischen Erkrankung stufenweise in den Arbeitsmarkt zu integrieren. Die Idee dabei ist »erst trainieren, dann platzieren«, das heißt, Menschen mit einer psychischen Erkrankung werden so lange trainiert, bis sie wieder eine Tätigkeit auf dem ersten Arbeitsmarkt ausüben können. Die nachhaltige Integration in den ersten Arbeitsmarkt kann durch diese Stufenmodelle jedoch häufig nicht erreicht werden, was schon vor über 25 Jahren festgestellt wurde (Pfammatter u. a. 2000). Solche Forschungsergebnisse führten zu einem Umdenken und trugen zur Entwicklung des Supported-Employment-Ansatzes bei.

Supported-Employment-Konzept und IPS-Modell

Das Supported-Employment-Konzept stammt aus dem angelsächsischen Raum und wurde ursprünglich für Menschen mit Lernschwierigkeiten entwickelt. Es bricht mit der traditionellen Vorstellung, dass Menschen mit einer Behinderung spezifische Trainings in geschützten Werkstätten brauchen, damit sie später im ersten Arbeitsmarkt arbeiten können. Neu werden Betroffene durch Jobcoaches unterstützt, damit sie ohne vorheriges Training direkt auf dem ersten Arbeitsmarkt arbeiten können. Aus dem Stufenmodell »erst trainieren, dann platzieren« wird »erst platzieren, dann trainieren«.

Deborah Becker und Robert Drake (1993) passten das Konzept den Bedürfnissen von Menschen mit psychischen Erkrankungen an. Ihr Modell »Individual Placement and Support« sieht die Motivation der Betroffenen und die individuelle Begleitung der Jobcoaches als entscheidende Faktoren, um eine Stelle auf dem ersten Arbeitsmarkt zu erlangen und zu halten.

Im Jahr 2003 wurde der IPS-Ansatz in der Studie EQOLISE beforscht. Deutschland, Italien, England, die Niederlande, Bulgarien und die Schweiz beteiligten sich an dieser Multicenterstudie. Die Ergebnisse (Burns u. a. 2007) zeigten, dass dieser Beratungsansatz auch in Europa umgesetzt werden kann. Supported Employment gilt seit über zwanzig Jahren als *Evidence-Based Practice* (Bond 2004), deren Wirksamkeit auch in aktuellen Studien bestätigt wird (Brinchmann u. a. 2020; de Winter u. a. 2022; Bond u. a. 2023). Der Ansatz hat eine breite Akzeptanz bei Klient*innen, Behandelnden und im Arbeitsumfeld gewonnen.

Die Arbeitsfähigkeit von Menschen mit psychischen Erkrankungen nicht mehr stufenweise in einem Schonraum aufzubauen, stellt auf verschiedenen Ebenen einen Paradigmenwechsel dar. Menschen mit einer psychischen Erkrankung werden nicht mehr von Expert*innen qualifiziert und/oder trainiert, sondern direkt bei der Umsetzung ihrer beruflichen Wünsche unterstützt. Zudem motiviert es die Teilnehmenden, da das Vorgehen gezielt auf den ersten Arbeitsmarkt ausgerichtet ist. Das Jobcoaching ist niederschwellig und grundsätzlich allen Menschen mit einer psychischen Erkrankung zugänglich. Der Ansatz entspricht der Empfehlung der OECD (2014), bei psychischen Erkrankungen parallel zur Behandlung frühzeitig die berufliche Rehabiliation einzuleiten.

Dem IPS-Modell von Deborah Becker und Robert Drake (2003) liegen acht Prinzipien zugrunde, die in der folgenden Abbildung zusammengefasst sind. Die IPS Fidelity Scale (Bond u. a. 2011) ermöglicht eine Einschätzung, wie das Jobcoaching-Angebot den postulierten Prinzipien entspricht.

ABBILDUNG 1

Die 8 IPS-Prinzipien (nach Becker & Drake 2003)

1. Das Ziel des Jobcoachings ist eine Anstellung im ersten Arbeitsmarkt

Klient*innen sollen an einer regulären Arbeitsstelle mit marktüblichem Lohn tätig sein. Es ist möglich, die Stelle den gesundheitlichen Einschränkungen anzupassen. Explizit ausgenommen sind Tätigkeiten auf dem sogenannten zweiten Arbeitsmarkt, der vom Staat subventioniert ist. Synonyme hierfür sind »geschützte Arbeitsplätze«, »Integrationsarbeitsplätze« oder »IV-Arbeitsplätze«.

2. Jobcoaches arbeiten mit Behandelnden zusammen

In den USA ist das Jobcoaching ein integraler Bestandteil der psychiatrischen Behandlung. Das hiesige Gesundheitssystem ist anders aufgebaut, daher ist es wichtig, dass in Absprache mit den Klient*innen eine enge Zusammenarbeit mit den Behandelnden möglich ist. So können die Ziele abgestimmt und gemeinsame Strategien zur Unterstützung entwickelt werden.
Durch diese Zusammenarbeit knüpfen Jobcoaches im Laufe ihrer Tätigkeit zudem ein Netzwerk mit verschiedenen Behandelnden. Dadurch können sie Klient*innen, die psychotherapeutisch nicht (ausreichend) eingebunden sind, passende Therapieplätze organisieren.

3. Das Jobcoaching ist ein Angebot für alle Menschen mit psychischer Erkrankung

Alle Personen mit einer psychischen Erkrankung haben Zugang zum Jobcoaching. Faktoren wie Diagnose, Arbeitsfähigkeit, Symptome oder beruflicher Werdegang spielen keine Rolle. Der Wunsch der Klient*innen, (wieder) auf dem ersten Arbeitsmarkt tätig zu sein, und die Bereitschaft, mit Jobcoaches zusammenzuarbeiten, sind ausschlaggebend.

4. Jobcoaches nehmen die beruflichen Wünsche der Klient*innen ernst

Die Tätigkeitsfelder stellensuchender Klient*innen werden nicht im Voraus begrenzt, sondern richten sich nach deren Interessen und Fähigkeiten. Zeigt sich im Verlauf, dass die Berufswünsche unrealistisch sind, wird dies im Jobcoaching thematisiert und eine Alternative erarbeitet.

5. Jobcoaches informieren Klient*innen über (Sozial-)Versicherungsleistungen und weitere Beratungsangebote

Mögliche Ansprüche auf Sozialleistungen und spezifische Beratungsangebote werden im Jobcoaching besprochen. Klient*innen werden darauf aufmerksam gemacht, wie sich eine neue Stelle oder eine Lohnerhöhung auf die Rentensituation auswirkt.

Fortsetzung Abbildung 1

6. Die Stellensuche beginnt unmittelbar nach dem Kennenlernen
Die Stellensuche beginnt nach dem Start des Jobcoachings innerhalb des ersten Monats. Es werden keine Assessments oder Trainings durchgeführt. Dieses Vorgehen vermittelt Optimismus und zeigt Klient*innen, dass ihr Wunsch nach einer Stelle auf dem ersten Arbeitsmarkt ernst genommen wird. Gleichzeitig bleibt auch der Fokus seitens der Jobcoaches auf der Stellensuche. Assessments und Trainingsmaßnahmen können je nach Fragestellung sinnvoll und zielführend sein. Dieses Vorgehen ist aber im Supported-Employment-Ansatz nicht enthalten.
7. Jobcoaches arbeiten mit Arbeitgebenden zusammen und nutzen für die berufliche Integration ihr Netzwerk
Jobcoaches betreiben Networking, um attraktive Stellen für Klient*innen zu finden. So kennen die Jobcoaches die Bedürfnisse des regionalen Arbeitsmarktes und werden auch auf Vakanzen aufmerksam, die nicht im öffentlichen Stellenmarkt zu finden sind.
8. Die Dauer der Jobcoachings ist individuell
Das Jobcoaching wird so lange aufrechterhalten, wie es Klient*innen wünschen und brauchen. Dieses Prinzip kann allerdings aus Kostengründen oft nicht so angeboten werden. Es ist daher wichtig, sowohl mit Klient*innen als auch deren Arbeitgebenden und den Auftraggebenden Vereinbarungen zu treffen, unter welchen Umständen ein Jobcoaching wieder aufgenommen werden kann.

Grundhaltung und Coachingmethoden

RESSOURCENORIENTIERUNG Bedingt durch die psychische Erkrankung und die Arbeitsunfähigkeit haben viele Klient*innen zahlreiche Rückmeldungen dazu erhalten, was sie *nicht* können und wo ihre Schwächen liegen. Dabei verlieren sie den Blick auf ihre Ressourcen und Kompetenzen. Umso wichtiger ist eine ressourcenorientierte Ausrichtung im Jobcoaching. Dazu werden positive Fähigkeiten benannt, die im Jobcoaching auffallen, oder Fragen wie diese gestellt:

- Welche Aufgaben haben Ihnen früher Spaß gemacht?
- Was können Sie gut?
- Was ist gut gelaufen, seit wir uns das letzte Mal gesehen haben?

Es können auch diesbezügliche Aufgaben vereinbart werden wie ein Erfolgstagebuch oder eine kleine Umfrage im Bekanntenkreis nach Stärken der Klient*innen inklusive Beispiele. Ziel ist, dass Klient*innen wieder einen Zugang zu ihren Ressourcen finden.

ZIELFOKUSSIERUNG Zu Beginn des Jobcoachings werden die Ziele der Zusammenarbeit gemeinsam vereinbart und schriftlich festgehalten. Bei Bedarf werden sie im Verlauf angepasst. Die Orientierung an diesen Zielen (Finden einer passenden Stelle oder Rückkehr an den Arbeitsplatz o.Ä.) hilft, sich aufs Wesentliche zu fokussieren und von Problemen (was alles *nicht* geht) hin zu Lösungen (was möglich ist) zu kommen. Beim Erarbeiten von Zielen und Lösungen ist es wichtig, die Klient*innen mit ihren Bedenken und Problemen ernst zu nehmen und bisherige Lösungsversuche zu verstehen. Kleine Schritte im Sinne von Zwischenzielen reduzieren die Wahrscheinlichkeit eines Misserfolgs und machen Fortschritte leichter erkennbar. > Zielorientierung, Seiten 124 f.

SYSTEMISCHER BLICKWINKEL Klient*innen befinden sich in einer Vielzahl von Systemen. Für die Arbeit im Jobcoaching sind Systeme rund um die Arbeit und Erkrankung von zentraler Bedeutung. Aber auch andere Systeme (Familie, Freunde, Gesundheitswesen, Behörden etc.) werden im Jobcoaching beachtet, da sie Einfluss auf die berufliche Integration haben. Dabei sind sich Jobcoaches bewusst, dass das Jobcoaching im Beratungs- und nicht im »Heimatsystem« (siehe Schmidt 2004) stattfindet. Die Umsetzung in die Praxis findet *außerhalb* der Beratung statt. Daher ist es sinnvoll, dass Jobcoaches und Klient*innen die erarbeiteten Interventionen auf Praxistauglichkeit prüfen und sie bei Bedarf anpassen. Besonders hilfreich ist es, wenn Ideen für neue Denk- und Verhaltensweisen von Klient*innen selbst kommen, denn sie wissen als Expert*innen für sich selbst am besten, was in ihrer Wirklichkeit Chancen auf Umsetzbarkeit hat.

FACHWISSEN ZU ERKRANKUNGSBILDERN Die Pole »gesund« und »krank« sind in unserem Verständnis auf einem Kontinuum angesiedelt. Oft ist es kontextabhängig, was als gesund und was als krank gilt. Es kommt auch vor, dass sich Verhaltensweisen oder Denkmuster für die Klient*innen erst über die Zeit hinweg als belastend herausstellen oder dass bisherige Copingstrategien aufgrund zusätzlicher Belastungen oder reduzierter Ressourcen nicht mehr greifen wie zuvor.

Auch mit diesem geschärften Blick ist für die Arbeit als Jobcoach*in ein fundiertes psychopathologisches Wissen wichtig. Kenntnisse über mögliche Ursachen, Auswirkungen und Verläufe einer Erkrankung helfen, den Coachingprozess zu steuern und im Hinblick auf relevante Themen wachsam zu sein. Zu wissen, welche Symptome auf eine Zustandsverschlechterung hinweisen können, wo Risiken liegen und wie die Prognose gewisser Störungsbilder zu bewerten ist, hilft uns dabei, die berufliche Rehabilitation auf die gegebenen Möglichkeiten auszurichten. Zudem macht dieses Fachwissen die Zusammenarbeit mit Behandelnden und Versicherungen einfacher. > Netzwerkarbeit, Seiten 127 ff.

INTEGRATIVE COACHING- UND BERATUNGSANSÄTZE Im Laufe unserer Tätigkeit als Jobcoaches haben uns verschiedene Coaching- und Beratungsansätze geprägt und wir entwickeln unser Repertoire ständig weiter. Teils fließen auch psychotherapeutische Ansätze wie Ego-States oder Inhalte der Akzeptanz- und Commitmenttherapie (ACT) in unsere Arbeit ein. Etabliert sind zudem Entspannungsmethoden wie PMR (Progressive Muskelentspannung). Apps helfen, diese Übungen nachhaltig im Alltag zu integrieren.

Einige Klient*innen sind empfänglich für visuelle Methoden, andere kommen durch psychologische Erklärungsmodelle weiter, wieder andere durch das Erlebbarmachen innerer wie äußerer Konflikte. Um die Interventionen auf die Klient*innen abzustimmen, lohnt es sich, herauszufinden, wie eine Person wahrnimmt und welche spezifischen Fragestellungen im Jobcoaching geklärt werden sollen. Generell ist es für die Zusammenarbeit mit Klient*innen wichtig, erklären zu können, nach welchen Methoden wir arbeiten und was sie von uns erwarten dürfen.

INTERVISION UND SUPERVISION Es ist hilfreich, zu wissen, wo die eigenen Eckpfeiler gesetzt sind und wo Stärken und Schwächen der verwendeten Beratungsansätze liegen. Gerade wenn ein Jobcoaching ins Stocken gerät, lohnt es sich, dies in einer Super- oder Intervision zu reflektieren und uns bei Bedarf im System neu zu verorten.

Die Auswirkungen psychischer Erkrankungen können zwischenmenschlich teilweise zu erheblichen Herausforderungen führen. Uns scheint es für das Jobcoaching unabdingbar zu sein, dass Jobcoaches ihre eigenen Themen von denen der Klient*innen abgrenzen können. Wir erachten deshalb Selbsterfahrung für unsere Tätigkeit als wichtig, analog der Psychotherapie, wofür während der Ausbildung über hundert Stunden Selbst- und Gruppenerfahrung sowie Supervision absolviert werden müssen. Da der Stellentitel Jobcoach*in – zumindest in der Schweiz – nicht geschützt ist, bestehen diesbezüglich keine formalen Anforderungen.

Für selbstständige Jobcoaches können regionale Netzwerke oder Interessenverbände Gruppen für fallbezogenen Austausch anbieten. Mit der Mitgliedschaft in einem Berufsverband (Berufsverband für die Beratungsformate Coaching, Supervision und Organisationsberatung etc.) kann für Klient*innen zudem die fundierte Ausbildung sichtbar gemacht werden.

Unabhängig von den Methoden, die wir anwenden, ist für uns die Grundhaltung in der Zusammenarbeit mit Klient*innen zentral: Wir möchten auf Augenhöhe arbeiten, Selbstständigkeit fördern und dazu befähigen, Herausforderungen anzupacken.

Inhalte des Jobcoachings

Beziehungsaufbau

Eine vertrauensvolle Beziehung zwischen Klient*innen und Jobcoaches ist die Grundlage einer erfolgreichen Zusammenarbeit. Der Aufbau einer tragfähigen Beziehung ist jedoch nicht immer einfach, da Klient*innen sich in einer vulnerablen Situation befinden. Es erscheint deshalb vom ersten Kontakt an wichtig, am Aufbau dieser Beziehung zu arbeiten und auf die individuellen Gegebenheiten der Klient*innen einzugehen. Dies beginnt schon vor dem ersten Gespräch mit der Gestaltung des Anmeldungsprozesses.

BEISPIEL

Herr S., den wir beim Einstieg an seiner neuen Stelle unterstützten, beschrieb den Start ins Jobcoaching so:

»Ich war voller Zweifel, fühlte mich an meiner neuen Stelle überfordert und wollte alles hinschmeißen. Als meine Behandlerin die zündende Idee eines Jobcoachings hatte, brauchte ich eine kurze Bedenkzeit. Ich entschied mich, die Chance wahrzunehmen, und ging erwartungsvoll zum Jobcoaching.

Im Grundsatz ging es für mich darum, meine vorhandenen Fähigkeiten, Kenntnisse und Erfahrungen, sprich mein Know-how, zu reaktivieren. Deshalb war das Ziel in den ersten Sitzungen vor allem, mein Selbstvertrauen und den Glauben in meine Fähigkeiten hervorzukitzeln – ein sehr schwieriger Prozess, der auch an meine Substanz ging. Sehr wichtig war vor allem, meine sehr hohen Erwartungen an mich selbst in die richtigen Bahnen zu lenken und zu drosseln. Der wichtigste Punkt aus meiner Sicht war allerdings, dass ich mich auf das Jobcoaching eingelassen hatte und dies freiwillig tat.«

Förderlich für den Beziehungsaufbau sind:

Verständnis: Das Jobcoaching gelingt nur, wenn Jobcoaches Verständnis für die Situation und die Schwierigkeiten der Klient*innen aufbringen und ihr Leiden anerkennen können.

Gemeinsamkeiten: Für den Beziehungsaufbau kann es helfen, zu Beginn der Zusammenarbeit Gemeinsamkeiten aufzuzeigen, ohne allzu persönlich zu werden. Beispielsweise erzählt die Jobcoachin, dass sie früher im selben Ortsteil gewohnt hat und sie sich daher vorstellen kann, dass der Klient die Nähe zum Wald sehr schätzt.

Auftragsklärung: Mit welchem Anliegen kommt der Klient bzw. die Klientin ins Jobcoaching? Sind seitens Auftraggeber*in andere Interessen vorhanden? Der Fokus des Jobcoachings liegt gemäß IPS-Konzept auf den Bedürfnissen und Wünschen der Klient*innen. Diese in Einklang mit den Auftraggebenden (etwa seitens Invaliden- bzw. Rentenversicherung oder Krankentaggeldversicherung) zu bringen und dabei wirtschaftliche Gegebenheiten wie auch gesundheitliche Aspekte zu berücksichtigen, ist der Schlüssel zu einem erfolgreichen Jobcoaching. > Auftragsklärung und Ziele, Seiten 27, 31 ff., 117 f, 122 f

Ressourcenorientierung und positiver Fokus: Fähigkeiten werden gezielt gesucht und benannt. Dies kann auch bei schwierigen Themen erfolgen. Wenn eine Klientin beispielsweise von ihrer dritten Kündigung erzählt, kann die Jobcoachin – neben den schwierigen Themen, die dazugehören – die Flexibilität der Klientin hervorheben, die sie immer wieder aufbringen konnte, um sich neu zu orientieren und mit veränderten Situationen klarzukommen.

Symptome: Symptome können die Beziehung stören, es kann aber auch versucht werden, diese Symptome konstruktiv in die

Zusammenarbeit einzubeziehen: Der Jobcoach fragt beispielsweise während der Auftragsklärung den misstrauischen Klienten, ob er bereit sei, jeweils kritisch die Berichte des Jobcoaches durchzulesen. Mit großer Wahrscheinlichkeit macht er dies sowieso. Durch die Vereinbarung signalisiert der Jobcoach, dass der Klient das tun darf und dass sie darüber reden können.

Grenzen: Grenzen zu setzen gehört ebenfalls zum Beziehungsaufbau. Klare Verhältnisse geben Orientierung und legen die gegenseitigen Erwartungen offen. Ist das Verhalten der Klient*innen für Jobcoaches nicht nachvollziehbar, wird dies zeitnah, freundlich und klar mitgeteilt. Gleichzeitig werden Klient*innen ermutigt, auch für ihre eigenen Grenzen einzustehen und ihre Bedürfnisse mitzuteilen.

Eine tragfähige Beziehung zwischen Klient*innen und Jobcoaches ist das Fundament einer erfolgreichen Zusammenarbeit. Es lohnt sich daher, dem Beziehungsaufbau große Beachtung zu schenken.

Erster Kontakt

Beim ersten Kontakt, der meist telefonisch oder per Mail erfolgt, klären Jobcoaches, ob der*die Klient*in im Jobcoaching richtig ist. Falls folgende Punkte erfüllt sind, wird ein Termin fürs Erstgespräch vereinbart:

- Möchte die Person auf dem ersten Arbeitsmarkt arbeiten?
- Liegt eine psychische Erkrankung vor?
- Besteht eine psychiatrische und/oder psychotherapeutische Einbindung bzw. die Bereitschaft dazu?

Gemäß IPS-Modell werden keine Ansprüche an die Vermittelbarkeit oder die Arbeitsfähigkeit gestellt. Sind Klient*innen derzeit in keiner regelmäßigen psychiatrischen oder psychotherapeutischen Behandlung, müssen sie dazu bereit sein, mit Unterstützung des Jobcoachings einen geeigneten Therapieplatz zu finden. Dieses Vorgehen ist bei Klient*innen mit einer psychischen Erkrankung notwendig, da das Jobcoaching keine therapeutische Behandlung ist. Ausnahmen sind in Einzelfällen denkbar. Diese besprechen Jobcoaches mit den Klient*innen und legen gemeinsam das Vorgehen fest, falls sich der Gesundheitszustand verschlechtert. > IPS-Modell, Seiten 19 ff.

Ein erster Kontakt wird niederschwellig ermöglicht und hat zum Ziel, die wichtigsten Voraussetzungen für ein Erstgespräch zu klären.

Erstgespräch

Das Erstgespräch dient dazu, sich kennenzulernen, um sich für oder gegen eine Zusammenarbeit zu entscheiden. Es dauert in der Regel rund eine Stunde. Jobcoaches stellen beim Gespräch sich selbst, das Jobcoaching (analog den Prinzipien des IPS-Modells) und die Rahmenbedingungen vor. Um Missverständnisse und Enttäuschungen zu vermeiden, ist es auch hilfreich, zu erwähnen, welche Inhalte und Vorgehensweisen *nicht* zum Jobcoaching gehören, beispielsweise Abklärungs- und Eignungstests, Berufsberatung oder Stellenvermittlung ohne Mitwirkung der Klient*innen. Folgende Inhalte werden im Erstgespräch thematisiert:

Beruf: Berufsbiografie, aktuelle Situation etc.

Privatleben: soziales Netz, Wochenstruktur, Interessen.

Gesundheitliche Situation: bisheriger Symptomverlauf, psychiatrisch-psychotherapeutische Einbindung, Auswirkungen auf Arbeit und andere Lebensbereiche etc.

Finanzielle Ausgangslage: Einkommen, Versicherungsleistungen, Schulden.

Erwartung ans Jobcoaching: frühere Erfahrungen, Wünsche, Ziele, Unterstützungsbedarf etc.

Aufgrund der vorliegenden Informationen geben Jobcoaches eine Einschätzung ab, ob das Ziel des beruflichen (Wieder-)Einstiegs durch Unterstützung im Jobcoaching direkt erreichbar erscheint, und klären, ob gegebenenfalls Zwischenziele infrage kommen. Können sich Jobcoaches und Klient*innen in diesem Erstgespräch für eine Zusammenarbeit entscheiden, werden Vereinbarungen über das weitere Vorgehen getroffen (nächster Termin, Rückmeldung an Kostenträger oder zuweisende Stelle, Zustellung der Bewerbungsunterlagen etc.). Ansonsten wird ausgemacht, bis wann eine Rückmeldung über eine Zusammenarbeit erfolgt.

In diesem oder einem nächsten Gespräch wird eine Schweigepflichtentbindung besprochen und ausgefüllt. Diese dient dem Austausch mit den Behandelnden sowie mit weiteren Stellen über arbeitsplatzrelevante Informationen. Jobcoaches besprechen jeweils mit Klient*innen, welche Personen wann kontaktiert werden, und informieren nach der Kontaktaufnahme über den Inhalt des Austausches. Transparente Kommunikation schafft Vertrauen. Bei Notfällen oder wenn Klient*innen über längere Zeit nicht erreichbar sind, nehmen Jobcoaches mit den Behandelnden Kontakt auf, ohne Klient*innen vorab informiert zu haben. > Notfälle, Seiten 34 ff.

Sollten Jobcoaches ohne Anwesenheit der Klient*innen mit Arbeitgebenden sprechen, ist es nötig, vorab zu vereinbaren, welche Informationen weitergegeben werden dürfen.

Im Erstgespräch steht der Beziehungsaufbau im Fokus. In der Regel fällt in bzw. kurz nach diesem Gespräch die Entscheidung für eine Zusammenarbeit. Wichtig ist, Klient*innen dabei nicht zu drängen, sondern ihnen die erforderliche Zeit einzuräumen.

Auftragsklärung und Ziele

Zu Beginn ist es wichtig, Anliegen und Ziele der Klient*innen zu klären und mit denen der Auftraggebenden in Einklang zu bringen. Durch eine schriftliche Zielvereinbarung zwischen Klient*innen, Auftraggebenden und Jobcoaches werden die Inhalte des Jobcoachings präzisiert und für alle Beteiligten transparent gemacht. Wenn sich grundsätzliche Punkte in der beruflichen oder gesundheitlichen Situation ändern, wird die Zielvereinbarung unter Einbezug der Klient*innen und Auftraggebenden angepasst.

Jobcoaches achten darauf, dass es sich um motivierende Ziele handelt. Hierzu hilfreich ist die sogenannte SMART-Regel:

- S – spezifisch (klar, eindeutig)
- M – messbar
- A – ansprechend
- R – realistisch
- T – terminiert

BEISPIEL

Um Herrn J. bei der Stellensuche unterstützen zu können, wurde folgende Zielvereinbarung erstellt und jedes Teilziel mit einer Deadline versehen:

Versandbereite Bewerbungsunterlagen erstellen: Lebenslauf überarbeiten, fehlende Arbeitszeugnisse einholen, Unterlagen digitalisieren und Referenzpersonen anfragen;

Bewerbungsstrategie erarbeiten: Vorlage für Bewerbungsschreiben erstellen, relevante Stichworte für Inseratensuche sammeln, mindestens fünf mögliche Arbeitgeber für Initiativbewerbungen finden;

Sicherheit im Bewerbungsprozess erlangen: In Rollenspielen telefonische Anfragen, Networking und Vorstellungsgespräche üben, mindestens ein Rollenspiel wird auf Video aufgezeichnet;

Regelmäßige Bewerbungen erstellen: Gemäß Vorgaben der Arbeitslosenversicherung mindestens zehn Arbeitsbemühungen pro Monat erbringen (inkl. telefonischen Anfragen).

Es kommt vor, dass Ziele für die berufliche Integration wichtig sind, die nicht direkt im Jobcoaching erarbeitet werden. Diese können auch in der Zielvereinbarung notiert und die entsprechende Fachpersonen kann hinzugezogen werden. Zur Verbesserung der Situation zu Hause (Haushalt, administrative Angelegenheiten) kann beispielsweise eine psychiatrische Spitex (Pflegedienste) involviert werden. Bei Schulden bietet eine entsprechende Beratungsstelle Unterstützung. > Beratungsstellen, Seiten 155 f.

Wir treffen auch Ausgangslagen an, in denen die Anliegen oder die zeitlichen Vorstellungen der Beteiligten weit auseinanderliegen. So kann es sein, dass die IV (Rentenversicherung) als Auftraggeberin davon ausgeht, dass ein Klient in einer bestimmten Tätigkeit voll arbeitsfähig ist, der Klient jedoch der Ansicht ist, höchstens ein Teilzeitpensum bewältigen zu können. Oder eine Klientin sieht sich künftig in einem ganz anderen Berufsfeld, als ihre IV-Beraterin vorschlägt. Die Ausgangslage und die Ziele müssen mit allen Beteiligten geklärt werden, damit ein Jobcoaching erfolgreich verlaufen kann.

Für die Klärung der unterschiedlichen Interessen kann ein Roundtable sinnvoll sein. Wir zeigen bei der Auftragsklärung unsere Unterstützungsmöglichkeiten, aber auch die Grenzen des Jobcoachings auf. Bedenken teilen wir offen mit und suchen mit involvierten Stellen (Versicherungen u. Ä.) nach flexiblen und individuellen Lösungen. > Roundtables, Seiten 127 f., 136 ff.

Verständlicherweise erleben es Klient*innen teilweise als kränkend, wenn Auftraggebende oder Vorgesetzte davon sprechen, dass sie sich ändern müssten, um den Arbeitsplatz zu behalten. Um weitere unnötige Kränkungen zu vermeiden, lohnt es sich dann, im Jobcoaching zu besprechen, was Klient*innen gerne möchten und welche Hindernisse dem zurzeit im Weg stehen. Kann ein Verhalten krankheitsbedingt nicht geändert werden, besprechen Jobcoaches dies mit Klient*innen und Vorgesetzten, um zu klären, ob eine Arbeitsplatzanpassung möglich ist.

Häufig setzen sich Klient*innen selbst stark unter Druck. Dies wirkt sich in der Folge meist negativ aus. Jobcoaches achten bei der Auftragsklärung daher auf perfektionistische Ziele und passen diese gemeinsam mit den Klient*innen zu *erreichbaren* Zielen an. Das Ziel beispielsweise, »nie mehr Angst vor einer neuen Herausforderung zu haben«, ist weder machbar (da Angst zum Menschsein gehört) noch sinnvoll (da es sich um ein Vermeidungsziel handelt). Sinnvoller scheint es, Klient*innen darin zu unterstützen, sich in spezifischen Situationen sicherer zu fühlen und hierfür messbare Indikatoren zu erarbeiten: »Beim nächsten Vorstellungsgespräch fühle ich mich sicherer, da ich weiß, wie ich die Lücke der letzten Monate erläutern kann.« Damit eine Entwicklung erfolgen kann, lässt sich gut mit Zwischenzielen arbeiten. Sie erhöhen die Erfolgswahrscheinlichkeit und steigern somit die Motivation.

FINANZIERUNG Versicherungen sind wichtige Partner bei der beruflichen Integration. Der krankheitsbedingte Erwerbsausfall ist in der Schweiz in der ersten Phase durch den Arbeitgeber, dann – falls vorhanden – durch eine (nicht obligatorische) Krankentaggeldversicherung gedeckt. Bei Stellenverlust ist eine Unterstützung der Arbeitslosenversicherung möglich, wenn die Anspruchsbedingungen erfüllt sind und mindestens eine 20 prozentige Arbeitsfähigkeit besteht. Arbeitslose Personen können mit der Unterstützung Regionaler Arbeitsvermittlungszentren (RAV) eine neue Stelle suchen. Bei einer längeren, krankheitsbedingten Arbeitsunfähigkeit kann die IV Unterstützung anbieten. Nach dem Gesetzesgrundsatz »Eingliederung vor Rente« helfen IV-Berater*innen beim beruflichen Wiedereinstieg. Zusätzlich können die kantonalen IV-Stellen für Menschen mit einer psychischen Erkrankung ein Jobcoaching in Auftrag geben.

Es gibt aber auch die Möglichkeit, dass Arbeitgebende, die Krankentaggeldversicherung oder die Pensionskasse die Kosten des Jobcoachings ganz oder teilweise übernehmen. Sind Klient*innen schon längere Zeit erwerbslos, kann auch eine Kostenübernahme durch die Sozialhilfe oder andere Kostenträger wie private Stiftungen geprüft werden. In der Schweiz hat es sich bewährt, fürs Jobcoaching verschiedene Kostenträger einzubeziehen, da Kosten oft nur für eine befristete Zeit bzw. mit einem maximalen Kostendach übernommen werden.

In Deutschland und Österreich gelten andere gesetzliche Bestimmungen. Die Kosten für ein Jobcoaching werden von anderen Kostenträgern übernommen. Gemeinsame Gespräche, in denen Auftraggebende (Kostenträger) zusammen mit Klient*innen und Jobcoaches zu Beginn des Jobcoachings die Zielsetzung, einen zeitlichen Horizont und den Unterstützungsumfang festlegen, schaffen klare Voraussetzungen für die Zusammenarbeit aller Involvierten. > Versicherungen, Seiten 153 f.

Die Arbeit mit Zielen ist für den Erfolg des Jobcoachings entscheidend. Die Jobcoaches achten darauf, dass Klient*innen mit Auftraggebenden im vorgegebenen Rahmen eigene positive Ziele festlegen.

Notfälle

Im Jobcoaching liegt der Fokus entweder auf der Stellensuche oder dem Erhalt der Arbeitsstelle. Es kommt aber immer wieder vor, dass sich die Klient*innen mit medizinischen Fragestellungen an Jobcoaches wenden. Dies reicht von der Frage nach der Medikation über die Diagnostik bis hin zur Unterstützungssuche bei akuten Krisen. Um für solche Situationen vorbereitet zu sein, achten Jobcoaches darauf, ausschließlich Personen ins Jobcoaching aufzunehmen, die in einer psychiatrischen oder psychotherapeutischen Behandlung sind. In Ausnahmefällen kann die Behandlung übergangsweise auch über eine Hausärztin bzw. über den Hausarzt erfolgen, bis ein geeigneter Psychotherapieplatz gefunden wurde.

In der Arbeit mit Menschen mit einer psychischen Erkrankung ist es wahrscheinlich, dass Krisen und Notfallsituationen im Verlauf vorkommen. Jobcoaches, die damit rechnen und darauf vorbereitet sind, schaffen sich gute Voraussetzungen für diese anspruchsvolle Situation. Da wir das Thema »Notfälle« gleich zu Beginn der Jobcoachings klären, sind für medizinische Fragestellungen und Notfälle Zuständigkeiten, Erreichbarkeiten und Kommunikationswege bereits geklärt. Dies schafft Transparenz und Vertrauen und reduziert auf beiden Seiten den Druck.

Arbeitsbezogene Notfälle

Jobcoaches sind für *arbeitsbezogene* Notfälle zuständig, beispielsweise ein unvorhergesehenes Vorstellungsgespräch, unverständliche Kritik durch Vorgesetzte, Konflikte am Arbeitsplatz oder Ängste beim Start an einer neuen Stelle. Es ist wichtig, dass Klient*innen wissen, in welchen Situationen und wie sie ihre Jobcoaches kontaktieren können und wie sie vorgehen sollen, wenn sie nicht erreichbar sind.

Dabei sind Versprechungen aufseiten der Jobcoaches, die nicht eingehalten werden können, wenig hilfreich. Hierzu gehören Sätze wie: »Ich bin über mein Mobiltelefon immer erreichbar« oder »Melden Sie sich jederzeit, wenn Sie etwas brauchen«. Jede Person ist mal in den Ferien, krank, auf einer Weiterbildung oder ist aus anderen Gründen nicht erreichbar, sodass solche Versprechungen unrealistisch sind.

Im Hinblick auf spezifische arbeitsbezogene Stresssituationen wie den ersten Arbeitstag, ein Qualifikationsgespräch oder eine Kündigung, kann das Vorgehen im Voraus besprochen und bei Bedarf verschriftlicht werden. So plante eine Klientin beispielsweise, mit wem sie sich nach dem schwierigen Gespräch zum Mittagessen treffen wolle, wie sie vorgehen werde, wenn sie sich nicht beruhigen könne, oder wann sie ihren

Jobcoach anrufen würde. Ein anderer Klient überstand mit folgender Liste das gefürchtete Wochenende vor dem ersten Arbeitstag an der neuen Arbeitsstelle:

Aktivitäten: Puzzeln, joggen, lesen, singen, rätseln, jonglieren, basteln, musizieren, spazieren gehen, Tagebuch schreiben, Lieblingsroman lesen, Comedyserie oder einen Trickfilm anschauen.

Unterstützung: Freundin anrufen, chatten, gemeinsam spazieren gehen, für jemanden kochen, dem Onkel eine Karte schreiben oder für die Nichte ein Geschenk basteln.

Emotionen regulieren: Wechseldusche, barfuß spazieren gehen, scharfe Kaugummis kauen oder scharfe Bonbons lutschen, frischen Zitronensaft trinken, an ätherischen Ölen oder Tabasco riechen, mit Tigerbalsam eincremen, Stressball kneten.

Entspannung: Progressive Muskelrelaxation (PMR) nach Jacobson, ein Bad nehmen, Massage, schlafen, warme Bettflasche.

Reservemedikamente: Gemäß der ärztlich vereinbarten Dosis einnehmen.

Psychiatrische Notfälle

Neben den arbeitsbezogenen Notfällen erleben Jobcoaches auch *psychiatrische* Notfallsituationen, beispielsweise wenn ein Klient im Jobcoaching suizidale Gedanken mitteilt oder wenn sich bei einer Klientin ein manischer Schub entwickelt. Es kann auch sein, dass der*die Jobcoach*in ein ungutes Gefühl hat, weil ein Klient nicht zum vereinbarten Termin erschienen und telefonisch nicht erreichbar ist. Oder eine Arbeitgeberin berichtet, die Klientin habe vermehrt Abwesenheitstage und verhalte sich seltsam.

Für diese psychiatrischen Notfälle ist der direkte Kontakt zu Behandelnden unbedingt nötig. Wenn Jobcoaches – die entsprechende Schweigepflichtentbindung vorausgesetzt – bei Beginn des Jobcoachings mit Behandelnden Kontakt aufnehmen, hat man sich bereits kurz kennengelernt sowie Funktion und Zuständigkeit geklärt. Dies erleichtert die rasche Koordination bei Notfällen. Sollten Behandelnde in einer medizinischen Notfallsituation nicht erreichbar sein, ist es von Vorteil, wenn Jobcoaches wissen, an wen sie sich wenden können und dürfen. Es lohnt sich für den Fall der Fälle, Kontaktdaten von Notfallärzten*innen sowie Kriseninterventionszentren in der Region zu kennen. Zudem besprechen Jobcoaches mit Klient*innen zu Beginn des Jobcoachings auch, in welchen Situationen Vorgesetzte oder Angehörige kontaktiert werden dürfen. Dies kann beispielsweise der Fall sein, wenn Klient*innen nicht zu vereinbarten Terminen erscheinen und auf Kontaktversuche ungewöhnlich lange nicht reagieren.

Muss unverzüglich gehandelt werden wie bei akuter Suizidalität und fehlender Absprachefähigkeit seitens der Klient*innen, dann muss die Polizei und/oder der notfallpsychiatrische Dienst kontaktiert werden. Es kann auch mal vorkommen, dass Klient*innen zur Aufnahme in ein Kriseninterventionszentrum begleitet werden.

FRÜHWARNSIGNALE Es gibt psychische Erkrankungen, die häufige und teils schwere Rückfälle mit sich bringen, etwa bei einer bipolaren affektiven Störung oder einer Erkrankung aus dem schizophrenen Formenkreis. Insbesondere hier lohnt es sich, das Verhalten für allfällige Notfallsituationen zu Beginn des Jobcoachings zu besprechen und bei Bedarf schriftlich festzuhalten. Mögliche Inhalte hierfür sind Frühwarnsignale, mögliche Kontaktpersonen, vereinbartes Vorgehen (Terminvereinbarung bei Behandelnden durch Jobcoach*in, Krankmeldung an vorgesetzte Person etc.) und entlastende Tätigkeiten (Spaziergänge, eine nahestehende Person kontaktieren u. v. m.). So können Rückschläge und Arbeitsausfälle minimiert werden und Arbeitsverhältnisse langfristig erhalten bleiben.

BEISPIEL

Frau R. wurde kürzlich die Diagnose einer bipolaren affektiven Störung gestellt. Bislang bemerkten weder sie noch ihr Umfeld schwere Krisen frühzeitig. Infolgedessen wurden immer wieder Klinikaufenthalte nötig. Frau R. war am Arbeitsplatz auffällig und ihre berufliche Laufbahn geriet ins Stocken. Als die Jobcoachin dies erkannte, überlegte sie mit Frau R., wie sie bei einer Verschlechterung vorgehen könne:

- Psychiaterin kontaktieren.
- Medikamente gemäß ärztlicher Weisung einnehmen.
- Bei Mutter übernachten.

Zudem hielt Frau R. ihre Frühwarnsignale fest:

- Ich bin während mindestens sieben Tagen sehr inspiriert und ideenreich, auch nachts.
- Ich verfasse deutlich mehr Textnachrichten und Social-Media-Beiträge als üblicherweise.
- Ich verspüre während mehr als drei Tagen mehrmals ein Kribbeln im Körper.

Die Frühwarnsignale sowie das Vorgehen werden nach einer überstandenen Krise von Klient*in und Jobcoach*in auf deren Tauglichkeit überprüft. Wenn nötig, nehmen sie Anpassungen vor.

Notfälle sind für Jobcoaches schwierige arbeitsbezogene Situationen wie kurzfristige Vorstellungsgespräche oder Probleme am Arbeitsplatz. Für psychiatrische Notfälle sind Behandelnde zuständig. Nehmen Jobcoaches standardmäßig zu Beginn des Jobcoachings Kontakt mit den Behandelnden auf, erleichtert dies die Koordination im Krisenfall.

Stellensuche

Bei der Stellensuche erarbeiten Klient*in und Jobcoach*in gemeinsam eine Bewerbungsstrategie, die im Verlauf immer wieder überprüft wird. Dabei ist es hilfreich, dass Klient*innen sich mit ihren Stärken und Interessen auseinandersetzen und ein positives Ziel erarbeiten können. Hilfreich ist es auch, von Vermeidungszielen (»Ich will weg aus der Branche X«) abzukommen und stattdessen Annäherungsziele (»Ich möchte flexible Arbeitszeiten haben«) zu verfolgen. Die Auseinandersetzung mit der eigenen Berufsbiografie (etwa anhand einer beruflichen Lebenslinie mit Höhen und Tiefen) unterstützt dabei, schwierige Erfahrungen anzuerkennen und loszulassen.

TEILZIELE ENTWICKELN Zu wissen, was sie beruflich machen wollen, kann für Klient*innen in einer psychisch instabilen Phase eine Überforderung darstellen. Es bietet sich daher an, mit Teilzielen zu arbeiten. Dieses Vorgehen macht Erfolgserlebnisse wahrscheinlicher, was wiederum Selbstvertrauen und Motivation stärkt. Die Bewerbungsstrategie wird im Prozess der Stellensuche überprüft und bei Bedarf angepasst. Dabei zeigt es sich oft, dass sich die Wünsche der Klient*innen durch die Erfahrungen im Bewerbungsprozess und im Laufe der Zeit ändern und sie ihre beruflichen Ziele anpassen.

Wie im IPS-Modell festgehalten, beginnt der Prozess der Stellensuche direkt nach Beratungsbeginn. Da vorher weder Testverfahren noch diagnostische Werkzeuge verwendet werden, dienen Beobachtungen während des Jobcoachings, Arbeitszeugnisse, Referenzen von Arbeitgebenden und Rückmeldungen von Behandelnden der Einschätzung zum beruflichen Können und der notwendigen Rahmenbedingungen. Bestehen Unklarheiten oder unterschiedliche Einschätzungen, können Gespräche mit Fachpersonen, Probeeinsätze oder Praktika Anhaltspunkte geben. Wichtig dabei ist, dass Praktika befristet sind und angemessen bezahlt werden. > IPS-Modell, Seiten 19 ff.

Ob, wann und wie die Erkrankung im Bewerbungsverfahren kommuniziert wird, ist unterschiedlich und wird dementsprechend individuell besprochen. Ist offensichtlich eine Lücke im Lebenslauf vorhanden, empfehlen wir, diese im Bewerbungsprozess aktiv zu kommentieren. Schreiben Klient*innen in ihrem Lebenslauf von einer ausgedehnten Südamerikareise, ohne je dort gewesen zu sein, kann vermeintlicher Small Talk über Reise-Highlights Stress auslösen. Werden eigene Projekte oder Weiterbildungskurse angegeben, sollte sichergestellt sein, dass die Klient*innen dies belegen und konkrete Inhalte berichten können. Sind gesundheitliche Einschränkungen vorhanden, die mit hoher Wahrscheinlichkeit am Arbeitsplatz auffallen, lohnt es sich, diese von sich aus anzusprechen und Strategien für den Umgang damit zu präsentieren. > Kommunikation der Erkrankung, Seiten 44, 70 ff.

Mit Unterstützung von Versicherungen kann ein befristeter *Arbeitsversuch* (in der Regel sechs Monate) realisiert werden, um innerhalb dessen Präsenz und Leistungsfähigkeit schrittweise und in Absprache mit den Involvierten zu höhen. > Versicherungen, Seiten 33, 153 ff.

Auch in Zeiten des Fachkräftemangels lohnt sich eine aktive Beteiligung der Jobcoaches an der Stellensuche. In der Regel motiviert es Klient*innen, wenn Jobcoaches sie bei der Stellensuche konkret unterstützen, indem das bestehende Netzwerk sowie neue potenzielle Arbeitgebende kontaktiert werden. Auch Absagen sind gemeinsam leichter zu verkraften.

BEISPIEL

Herr P. erlebte die Stellensuche auf diese Weise:

»Ich hatte das Glück, rasch eine neue Anstellung auf dem ersten Arbeitsmarkt zu finden. Dass ich es zu diesem Zeitpunkt allein geschafft hätte, bezweifle ich. Ich hatte noch zu wenig Kraft und Selbstvertrauen. Im Vorfeld rief meine Jobcoachin bei Arbeitgebern an, um in Erfahrung zu bringen, ob ein Bewerber nach einem

Burn-out überhaupt eine Chance auf diese Stelle hätte. Anhand der jeweiligen Rückmeldungen entschied ich, ob ich mich bewerbe oder nicht.«

Recherchen und regelmäßige Kontakte zu Arbeitgebenden sorgen ebenfalls dafür, dass Jobcoaches auf dem Laufenden bleiben, was auf dem ersten Arbeitsmarkt gefordert ist. Auf diesem Weg entsteht zu Firmen eine Vertrauensbeziehung, was die Chancen für dieberufliche Integration von Klient*innen erhöht. > Arbeitsplatzakquise, Seiten 142 f.

Die Unterstützung bei der Stellensuche im Sinne eigener Akquisetätigkeit fällt vielen Jobcoaches nicht leicht. Einige spüren Ängste seitens Klient*innen, befürchten Absagen, möchten Klient*innen vor Frustrationen schützen oder mögen Akquise generell nicht. Daher ist die Idee, die Klient*innen mittels Testverfahren oder Trainings aufzubauen, bis sie die Anforderungen der Arbeitswelt wieder voll erfüllen und selbstständig auf die Arbeitsplatzsuche gehen, verlockend. Leider erreichen viele Personen das Ziel dieser Trainings nicht und können auch danach nicht eigenständig eine Stelle finden. Diese Denkweise lehnt sich an die Förderung von Kindern oder von Menschen mit einer kognitiven Beeinträchtigung an: Man muss *zuerst* etwas lernen und *danach* folgt die nächste Stufe.

Dies ist bei Menschen mit einer psychischen Erkrankung nicht zielführend. Sie müssen keine Inhalte lernen, sondern lernen, wieder mit den Widrigkeiten des Arbeitsalltags, mit sich selbst, mit ihren Teamkolleg*innen, Vorgesetzten und den Rahmenbedingungen einer Stelle umgehen zu können. Häufige Themen in Jobcoachings sind daher Schwerpunkte, wie sie auch in einem Business-Coaching vorkommen: Stress- und Energiemanagement, Umgang mit unangenehmen Gefühlen und Gedanken (Emotionsregulation), Konfliktbearbeitung oder Resilienzstärkung. Dazu werden im Jobcoaching Themen wie die Früherkennung einer Verschlechterung des psychischen Gesundheitszustands vertieft sowie das Erarbeiten funktionaler Copingstrategien im Umgang mit Krankheitssymptomen (wohldosierte Konfrontation mit Ängsten statt Vermeidungsverhalten etc.) vorangetrieben.

Auch das Erkennen, Benennen und sozial adäquate Durchsetzen von Bedürfnissen ist für viele Klient*innen ein Lernfeld, in dem Jobcoaches sie begleiten. Die Bereitschaft, sich zu ändern, ist höher, wenn die Ziele selbstbestimmt, attraktiv und erreichbar sind. Das Problem der Stellenvermittlung wird nicht in die Zukunft verschoben, sondern sofort angegangen, was motivational wichtig ist.

Die Stellensuche wird gemäß IPS-Konzept ohne Umwege begonnen. Dabei werden die Erkenntnisse aus dem Jobcoaching fortlaufend genutzt und die Bewerbungsstrategie wird bei Bedarf angepasst. Um stellensuchende Klient*innen zielgerichtet beraten zu können, ist es wichtig, dass Jobcoaches direkt mit dem ersten Arbeitsmarkt in Kontakt stehen.

Bewerbungsunterlagen

Während es vor ein paar Jahren noch üblich war, ein Bewerbungsdossier einzusenden, das aus Lebenslauf, Arbeitszeugnissen, Diplomen sowie einem individuellen Bewerbungsschreiben bestand, setzen viele große Unternehmen heute auf neue Prozesse. Papierbewerbungen sind fast gänzlich verschwunden, da Bewerbungen meist digital eingefordert werden. Auch wenn diese Umstellung schon seit einigen Jahren anhält, kann es im Jobcoaching vorkommen, dass Klient*innen noch wenig Erfahrung mit elektronischen Bewerbungen haben und Unterstützung benötigen. Hierzu können auch KI-Tools verwendet werden, die bei der Gestaltung des Lebenslaufes oder beim Bewerbungsschreiben helfen. Bei deren Verwendung ist zusätzlich zu datenschutzrelevanten Aspekten darauf zu achten, dass der persönliche »Touch« erhalten bleibt.
> Künstliche Intelligenz, Seiten 11 f., 16 ff.

Zusätzlich zur Anwendung entsprechender Programme ist es hilfreich, zu wissen, dass Lücken im Lebenslauf oder untypische berufliche Laufbahnen in automatisierten Rekrutierungsprozessen erkannt und als negativ beurteilt werden, da die Tools nicht darauf trainiert sind. Dieser Umstand erschwert Menschen mit einer chronischen Erkrankung oder längeren gesundheitsbedingten beruflichen Auszeiten den Zugang zum Arbeitsmarkt.

Bewerbungsunterlagen sollten in sich stimmig, persönlich und auf die gesuchte Stelle zugeschnitten sein, denn Klient*innen geben damit im Bewerbungsprozess eine Arbeitsprobe ab. Zugleich kann im Hinblick auf Energie- und Zeitmanagement nicht jede Bewerbung individuell erstellt werden. Im Jobcoaching gilt es, eine Balance zu finden, für welche Bewerbungen Perfektion angestrebt wird und wo das 80-Prozent-Prinzip ausreicht. Je nach beruflichem Werdegang und den Zielen benötigen Stellensuchende mehr oder weniger Unterstützung beim Erstellen und Überarbeiten ihrer Bewerbung.

Je nach Branche und Vakanz werden auch Kurzvideos verlangt. Dies stellt an Klient*innen neben der schriftlichen Ausdrucksweise, die in Bewerbungsschreiben im Fokus steht, Anforderungen an technisches Know-how und Auftrittskompetenz. Jobcoaches unterstützen Klient*innen daher bei Bedarf beim Erstellen solcher Bewerbungsvideos.

Auch wenn Kurzbewerbungen auf dem Vormarsch sind, haben Arbeitszeugnisse weiterhin einen hohen Stellenwert im Personalselektionsprozess. Haben Klient*innen ihre letzte Stelle aus gesundheitlichen Gründen oder unter konflikthaften Umständen verloren, ist die Prüfung der Unterlagen durch Jobcoaches besonders wichtig. Bei Bedarf unterstützen sie Klient*innen beim Einfordern ausstehender Arbeitszeugnisse sowie bei Zeugnisinterventionen. Arbeitszeugnisse müssen gesetzlich »wahrheitsgetreu und wohlwollend« sein und können beanstandet werden. Wird keine Einigung erzielt, lohnt es sich, eine juristische Fachperson beizuziehen.

Im Bewerbungsprozess können Klient*innen aufgefordert werden, Referenzpersonen anzugeben. Es ist vorteilhaft, wenn solche Personen zuvor angefragt und über die betreffende Bewerbung informiert werden. Wenn Klient*innen Arbeitsverhältnisse unter belastenden Umständen beendet haben, unterstützen Jobcoaches sie bei der Kontaktaufnahme mit dem ehemaligen Arbeitgeber und suchen Alternativen, sollte dies nicht möglich sein.

Sorgfältig und individuell gestaltete Bewerbungen sind bei der Stellensuche wichtig, wobei der Einsatz digitaler Tools den Aufwand reduzieren kann. Im Jobcoaching werden Klient*innen bei Bedarf auch hinsichtlich Arbeitszeugnisse, Referenzen und beim Verfassen von Bewerbungsschreiben sowie Erstellen von Bewerbungsvideos unterstützt.

Vorstellungsgespräche

Im Vorstellungsgespräch geht es darum, zu zeigen, wer man ist, was man kann und was man will. Dies ist für viele Klient*innen nicht einfach, da die vergangenen Monate von Problemen geprägt waren (Krankheitssymptome, Stellenverlust, Absagen, finanzielle Engpässe, Abhängigkeit von Behörden und Versicherungen etc.). Es ist daher sinnvoll, mit Klient*innen zuvor zu besprechen, welche Fähigkeiten und Erfahrungen sie mitbringen und welche Erwartungen sie an eine neue Arbeitsstelle haben. Zudem stellt sich die Frage, ob und, falls ja, wie die Erkrankung erwähnt wird. > Kommunikation der Erkrankung, Seiten 70 ff.

Fällt es stellensuchenden Klient*innen schwer, ihre Kompetenzen zu erkennen, ermuntern Jobcoaches sie, in ihrem beruflichen und/oder privaten Umfeld nach Stärken zu fragen und sich hierzu konkrete Beispiele nennen zu lassen. Auch nutzen wir unsere Beobachtungen aus dem Jobcoaching und Hinweise von Behandelnden. Es hilft zudem, Fähigkeiten und berufliche Interessen im Jobcoaching auszuformulieren, damit es

Klient*innen im Bewerbungsprozess leichter fällt, darüber zu sprechen. Idealerweise können Bewerbende im Gespräch mit potenziellen Arbeitgebenden ihre Stärken passend und konkret kommunizieren, zum Beispiel wie sie mittels Organisationsgeschick eine Tagung erfolgreich auf die Beine gestellt, dank ihrer Kreativität mit einer Digitalagentur die Unternehmenswebsite überarbeitet oder aufgrund ihrer hohen Kundenorientierung den Bestellprozess erfolgreich angepasst haben. So vermitteln Klient*innen im Sinne des Storytellings ein anschauliches Bild von sich, statt Worthülsen zu verwenden.

ROLLENSPIELE Vorstellungsgespräche können gut im Rollenspiel geübt werden. Dabei ist es oft hilfreich, auch externe Personen einzubinden, was den Realitätsbezug verstärkt. Dies können Personalberatende, Vorgesetzte oder Fachpersonen aus der gewünschten Branche sein. Ideal ist es, wenn diese Sequenzen für die Nachbesprechung gefilmt werden können.

Jobcoaches bereiten Klient*innen auf Vorstellungsgespräche vor. Dafür eignen sich Rollenspiele – je nach Ausgangslage auch mit externen Personen.

Umgang mit Absagen

Bei der Stellensuche ist es sinnvoll, Klient*innen von Beginn an auf den Umgang mit Absagen vorzubereiten. Wenn sie sich bewusst sind, dass der Prozess bei allen Stellensuchenden Zeit, Geduld, Hartnäckigkeit und eine Portion Glück benötigt, hilft dies, Enttäuschungen vorzubeugen und Absagen weniger persönlich zu nehmen. Falls es sich um eine Bewerbung gehandelt hat, von der man sich besonders viel versprochen hatte, lohnt es sich, nach dem Absagegrund zu fragen. Sehen sich Klient*innen dazu nicht in der Lage, können Jobcoaches Unterstützung anbieten, indem das Gespräch bzw. die Mail gemeinsam vorbereitet wird, oder sogar selbst das Feedback einholen.

Wir bemühen uns um eine Zusammenarbeit mit Versicherungen und Behörden, damit die Finanzierung während der Stellenlosigkeit gesichert ist. Mit den zuständigen Personen lassen sich meist realistische Pläne für den beruflichen Wiedereinstieg aufstellen. Bei Bedarf ist es sinnvoll, parallel zur Bewerbungsphase die Alltagsgestaltung zu verbessern, um zu vermeiden, dass die Klient*innen ihre weitere Entwicklung einzig vom Finden eines Arbeitsplatzes abhängig machen. Ein Ausgleich zur anstrengenden Stellensuche ist – wie bei einer Arbeitstätigkeit auch – wichtig.

Die Stellensuche braucht Zeit, Energie und eine Portion Glück. Eine gemeinsame Strategie, Unterstützung bei der Suche, Zusammenarbeit mit Versicherungen und eine sinnvolle Wochenstruktur beeinflussen diesen Prozess positiv und vereinfachen den Umgang mit Absagen.

Arbeitsplatzerhalt

Ein Jobcoaching unterstützt Klient*innen auch, wenn sie eine neue Stelle in Aussicht haben, nach einer akuten Krankheitsphase wieder an ihre Stelle zurückkehren oder Schwierigkeiten am Arbeitsplatz auftreten.

Start an einer neuen Stelle

So positiv es für Klient*innen ist, eine neue Stelle antreten zu können, dieser neue Abschnitt löst auch Unsicherheiten aus.

BEISPIEL

Nach sechsmonatiger Suche hat Frau F. mithilfe ihrer Jobcoachin eine Stelle als Projektmanagerin gefunden. Die Stelle scheint wie für sie geschaffen: eine Teilzeitstelle mit Steigerungsmöglichkeiten, ein kleines, sympathisches Team und eine Vorgesetzte, die über ihre Erkrankung informiert ist und eine gründliche Einarbeitung garantiert. Frau F. freut sich sehr auf diese Stelle.

Kurz vor dem ersten Arbeitstag ist sich Frau F. plötzlich nicht mehr sicher, ob die Stelle wirklich für sie geeignet ist. Sie überlegt sich, ob sie sich getäuscht hat und ob der Arbeitsweg überhaupt machbar ist. Sie erinnert sich an eine Situation zu Beginn ihrer Erkrankung, als sie im Zug eine Panikattacke gehabt hatte und ihr niemand half. Sie möchte dies nicht noch einmal erleben und bekommt Angst vor der Angst. Zudem denkt sie an ihre ehemalige Vorgesetzte, die sie oft kritisiert hat, was ihr Selbstwertgefühl damals völlig untergraben hat. Sie erinnert sich an die schlaflosen Nächte, in denen sie innerlich Zwiegespräche mit ihrer Vorgesetzten führte.

Frau F. geht es schlecht. Sie liegt im Bett und versucht, nicht an die Vergangenheit zu denken. In sieben Stunden klingelt der Wecker, und sie fragt sich, ob sie aufstehen und zur Arbeit gehen kann.

Häufig haben Klient*innen Angst vor dem ersten Arbeitstag, wie das Beispiel von Frau F. zeigt. Bilder der erlebten Dekompensation, der Überlastung, Erinnerung an Kritik und Versagen kommen hoch. Sprechen Jobcoaches die Klient*innen frühzeitig auf den Arbeitseinstieg an, können sie diesen proaktiv planen und gegebenenfalls das Vorgehen anpassen, um Schwierigkeiten vorzubeugen. > Notfälle, Seiten 34 ff.

Folgende Ideen haben sich im Umgang mit Stolpersteinen beim Start an einer neuen Stelle bewährt:

Kritische Situationen vorbesprechen: Klient*innen und Jobcoaches besprechen Schritt für Schritt den ersten Arbeitstag, identifizieren kritische Situationen und stellen hilfreiche Utensilien (Arbeitsmappe, Notizbuch, Talisman, Pausensnack etc.) zusammen. Typische Punkte sind: auf welche Uhrzeit der Wecker gestellt wird, welche Kleidung passt, was tun, wenn Ängste auftreten, und Small-Talk-Themen für die Kaffeepause.

Konkrete Hilfestellungen: Für einige Klient*innen stellt sich die Frage, wie sie sichergehen können, den Wecker überhaupt zu hören, oder wie sie den Arbeitsweg bewältigen. Hier bieten Jobcoaches bei Bedarf konkrete Hilfestellungen an: Weckanruf, Aufmunterungs-SMS oder auch Begleitung zum Arbeitsort. Hilfreich können zudem Checklisten sein, damit Klient*innen an wichtige Vorbereitungen wie »Hemd am Vorabend bügeln« denken. Einige Klient*innen schätzen es, am Vortag zu telefonieren, andere kommen direkt nach dem ersten Arbeitstag in die Beratung, um aufgetretene Unsicherheiten für die Folgetage zu besprechen oder einfach von den ersten Eindrücken zu berichten.

Tag davor: Es lohnt sich, den Tag vor dem Arbeitseinstieg zu besprechen, da viele Klient*innen angespannt sind und Schlafstörungen haben. Inaktivität steigert die Nervosität und übermäßiger TV-, Handy- wie auch PC-Konsum am Abend kann das Ein- und/oder Durchschlafen erschweren. Die Beschäftigung mit einem Hobby, Bewegung oder Kontakt zu Bezugspersonen hingegen helfen, Spannungen zu lösen.

Erwartungshaltung: Oft stellen Klient*innen an ihren beruflichen Wiedereinstieg hohe Erwartungen. Sie wollen gleich vom ersten Tag an einen perfekten Eindruck hinterlassen. Um diesen Druck zu verringern, werden Minimal- und Maximalziele für den ersten Arbeitstag erarbeitet. Bei Maximalzielen ist darauf zu achten, dass sie nicht zu hochgesteckt sind. Klient*innen können ermuntert werden, sich fürs Erreichen des Minimalziels angemessen zu belohnen.

Ist eine Stelle gefunden, kommen häufig negative Erinnerungen an die letzte Stelle hoch. Problematisch daran ist, dass sich der Fokus auf das Versagen verschiebt. Um den Mechanismus einer selbsterfüllenden Prophezeiung zu vermeiden, beschäftigen sich Jobcoaches bereits vor dem Start an einer neuen Stelle mit diesen Ängsten und erarbeiten individuelle Strategien und Hilfeleistungen.

Rückkehr an den Arbeitsplatz

Auch die Rückkehr an den bestehenden Arbeitsplatz kann Ängste auslösen: Wie werden die Kollegen*innen reagieren? Wer hat zwischenzeitlich meine Arbeit erledigt? Werde ich noch gebraucht, wenn man so lange ohne mich ausgekommen ist? Bin ich den Aufgaben wieder gewachsen? Das folgende Beispiel von Herrn T. zeigt, was Klient*innen vor ihrem krankheitsbedingten Ausfall erlebt haben und womit sie bei der Rückkehr konfrontiert sind.

BEISPIEL

Herr T. berichtet, dass er an seinem Arbeitsplatz krank geworden sei. Es wurde immer mehr von ihm erwartet. Er arbeitete enorm viel, auch an den Wochenenden und bis tief in die Nacht hinein. Er erhielt keine Unterstützung, obwohl seine Kollegen deutlich weniger arbeiteten, und auch sein Vorgesetzter half nicht mit. Dieser riet ihm hingegen, die Sache »lockerer« anzugehen und weniger genau zu arbeiten. Herr T. konnte sich das nicht vorstellen. Er war sicher, dass die Firma deswegen Verluste machen würde. Nachträglich denkt er, dass er völlig überfordert war.

Irgendwann hat Herr T. sogar in der Firma übernachtet und wurde am Morgen von der Sekretärin geweckt. Sie fragte ihn, ob es ihm gut gehe. Diese Situation ärgerte ihn so sehr, dass er sich nicht mehr beruhigen konnte. Seine Wut verstärkte sich weiter, als sein Vorgesetzter dazukam und wiederholte, er solle lockerer werden. Schlussendlich rief der Vorgesetzte den Notarzt, weil er sich Sorgen um ihn machte.

Es folgte ein mehrwöchiger Klinikaufenthalt. Der Vorgesetzte wurde von der Sozialarbeiterin für ein Standortgespräch in die Klinik eingeladen. Im Gespräch beschlossen sie, dass Herr T. bei seinem Wiedereinstieg durch einen Jobcoach unterstützt werden sollte.

VORGESCHICHTE Wird jemand für ein Jobcoaching mit dem Ziel des Arbeitsplatzerhalts angemeldet, ist es für die Planung der Reintegration wichtig, die Vorgeschichte zu kennen. Idealerweise erhalten Jobcoaches hierzu Rückmeldungen aus verschiedenen Perspektiven, um alle Aspekte beachten zu können. Werden Jobcoaches dazugeholt, wenn seitens Behandelnden oder der psychiatrischen Klinik schon Kontakt mit Arbeitgebenden aufgenommen wurde, ist es wichtig, von den Involvierten den bisherigen Verlauf und die getroffenen Vereinbarungen zu erfahren.

Beim Auftrag *Arbeitsplatzerhalt* ist es sinnvoll, die Zusammenarbeit mit Klient*innen, dem Behandlungsteam und den Arbeitgebenden so rasch wie möglich zu starten. Das Ziel der Zusammenarbeit ist die nachhaltige Reintegration am bestehenden oder an einem angepassten Arbeitsplatz bei dem*der bisherigen Arbeitgebenden.

Bei Herrn T. war es wichtig, den Vorgesetzten und das Team einzubeziehen, da sie Herrn T. bei der Dekompensation erlebt hatten und der Vorgesetzte ihn in der Klinik besucht hatte. Es gab viele Fragen und Unsicherheiten, die es zu klären galt. Diese Ausgangslage ist typisch, denn häufig bestehen seitens Vorgesetzten und/oder Mitarbeitenden Berührungsängste im Umgang mit psychischen Erkrankungen. Jobcoaches achten deshalb auf eine klare Kommunikation, die sie zuvor mit den Klient*innen festgelegt und sich hierzu mit Behandelnden koordiniert haben.

Erfolgserlebnisse sind für den Selbstwert wichtig. Dies trifft auch während einer Reintegration zu. Häufig trauen sich Klient*innen nur noch wenig zu. Auch bei der Rückkehr an den eigenen Arbeitsplatz können Bilder des Versagens auftreten, die Angst auslösen. Je nach Ausgangslage kann ein Wiedereinstieg mit einer Teilarbeitsfähigkeit geplant werden. Können Klient*innen und Behandelnde die Arbeitsfähigkeit noch nicht einschätzen, kann ein Arbeitseinsatz bei vollständiger Arbeitsunfähigkeit zielführend sein. Ist in dieser Zeit eine Leistung aus der Sozialversicherung möglich, ist es wichtig, mit der Versicherung im Vorfeld

Kontakt aufzunehmen und über das Vorgehen zu informieren. Der Arbeitseinsatz muss in der Regel kurz (zwei bis maximal vier Wochen) und klar gestaltet sein. Diese Option reduziert den Druck, gewährleistet ein etappenweises Vorgehen sowie ausreichend Zeit für Erholung und ambulante Therapien. Parallel zur Präsenzzeit am Arbeitsplatz werden idealerweise auch das Arbeitsvolumen und die Verantwortung allmählich aufgebaut. Regelmäßige, ehrliche Feedbacks durch Vorgesetzte betreffend Leistung und Zusammenarbeit helfen, Sicherheit aufzubauen. Dieser Austausch kann in Roundtables mit Arbeitgebenden stattfinden.

Je nach Vorgeschichte bearbeiten wir bei einer Reintegration folgende Themen:

- Selbstwert,
- Kränkung,
- Kommunikation,
- Umgang mit Fehlern,
- eigene Bedürfnisse erkennen und angemessen handeln,
- Erfolgserlebnisse erkennen,
- Umstellung des Tagesrhythmus,
- Einbindung ins Team,
- Umgang mit Vorgesetzten,
- Schuldgefühle etwa gegenüber dem Team
- Leistungsfähigkeit,
- Pausengestaltung,
- Abgrenzung,
- Belastung: Über- und Unterforderung beachten,
- Umgang mit Symptomen am Arbeitsplatz,
- Ziele, Verantwortlichkeiten und auch Änderungen von Bedürfnissen.

Der Selbstwert ist in der Regel durch die Erkrankung, die Dekompensation und die darauffolgende Arbeitsunfähigkeit stark beeinträchtigt.

Dies wird in der Planung der Reintegration und im Jobcoaching berücksichtigt.

Ein langsames, schrittweises Vorgehen (Teilzeit, reduzierter Verantwortungsbereich) ist bei der Rückkehr an den früheren Arbeitsplatz empfehlenswert, um Rückfälle zu vermeiden, Erfolgserlebnisse zu generieren und den Selbstwert aufzubauen.

Schwierigkeiten am bestehenden Arbeitsplatz

Oft treffen Jobcoaches auf belastende Arbeitsverhältnisse, wie das Beispiel von Frau J. zeigt:

BEISPIEL

Frau J. wird von ihrem Behandler angemeldet. Dieser bat um ein möglichst rasches Gespräch bei der Jobcoachin. Frau J. wurde eine mittelgradige depressive Episode diagnostiziert, die aus Sicht des Behandlers durch das konflikthafte Verhältnis zu ihrer neuen Vorgesetzten ausgelöst worden war. Sie ist vorläufig zu 100 Prozent arbeitsunfähig für ihre Tätigkeit als Arztsekretärin.

Im Erstgespräch mit der Jobcoachin weint Frau J. mehrmals. Sie berichtet davon, dass sie gerne im Ärztezentrum arbeite und sich sehr bemüht habe, den Anforderungen der neuen Vorgesetzten zu genügen. Vor ihrer Krankschreibung war sie unruhig und schlief schlecht und nahm in kurzer Zeit stark ab. Schon bei ihrer letzten Tätigkeit hatte sie ähnliche Erfahrungen gemacht. Damals war ihr während einer Krankheitsphase gekündigt worden, wodurch sie arbeitslos geworden war, bis sie ihre jetzige Stelle bekam. Diese Arbeit hat ihr bis zum Wechsel der Vorgesetzten gefallen. Nun hat sie Angst, ihre Stelle zu verlieren, sobald sie wieder arbeitsfähig ist oder die gesetzliche Sperrfrist abläuft. Zudem befürchtet sie, ein schlechtes Arbeitszeugnis zu erhalten, in dem womöglich auch ihre Krankheit erwähnt werde, was ihr die Stellensuche enorm erschweren würde.

In früheren Anstellungen ist sie für ihre hervorragende Arbeitsqualität und ihre umgängliche Art stets gelobt worden. Warum nun alles »falsch« sein sollte, kann sie nicht nachvollziehen. Die neue Vorgesetzte formuliert Memos und Nachrichten um, streicht Fehler an und macht dazu Ausrufezeichen oder Kommentare, die sie abwertend erlebt. Frau J. sieht den Grund entweder im strengen und pedantischen Verhalten der neuen Vorgesetzten oder fürchtet eine beginnende Demenz. Sie fragt schließlich den Behandler, ob er eine neurologische Abklärung in die Wege leiten könne, doch er empfiehlt, zuerst ein Jobcoaching auszuprobieren.
Die Jobcoachin bittet Frau J. gleich im Erstgespräch um eine Schweigepflichtentbindung, um sich mit dem Behandler austauschen zu können. Es ist wichtig, dass alle Beteiligten ein gemeinsames Ziel verfolgen und ihre Bemühungen miteinander koordinieren. Mit ihm klärt sie zudem, ob eine IV-Anmeldung im Sinne einer Frühintervention zum Arbeitsplatzerhalt sinnvoll ist.

PROBLEME AM ARBEITSPLATZ ERKENNEN Häufig finden Personen wie Frau J. nicht so schnell den Weg ins Jobcoaching. In ihrer seelischen Not und der Angst vor einer möglichen Kündigung werden viele Menschen zur Entlastung erst einmal von ihren Hausärzt*innen krankgeschrieben. Wenn Behandelnde in der Folge nicht erkennen, dass es sich um Arbeitsplatzprobleme handelt, werden teilweise umfangreiche medizinische Abklärungen in die Wege geleitet. Dieses Vorgehen kann die Ängste der Betroffenen zusätzlich schüren und die Arbeitsunfähigkeit verlängern. Dies wirkt sich wiederum negativ auf die Situation am Arbeitsplatz aus, insbesondere wenn Arbeitgebende über die Situation ihrer Mitarbeitenden und das geplante Vorgehen nicht informiert werden, sondern nur die Arbeitsunfähigkeitsbescheinigung erhalten. Ein solches Vorgehen kann bestehende Konflikte verstärken oder über längere Zeit zum Arbeitsplatzverlust führen. > Angst, Seiten 57 ff., 84 f., 114 f.

Frau J. bekam medizinische Hilfe und wurde für drei Wochen zu 100 Prozent krankgeschrieben, was in dieser Situation sehr wichtig war, da sie seit Tagen fast nicht mehr geschlafen und gegessen hatte. Das parallel zur Behandlung initiierte Jobcoaching half ihr dabei, wieder beruflich einzusteigen und arbeitsplatzbezogene Schwierigkeiten anzugehen.

Die Jobcoachin besprach mit Frau J. im Erstgespräch die Situation. Sie vereinbarten einen Roundtable in zwei Wochen mit der Vorgesetzten. Die Zeit dazwischen nutzten sie zur Vorbereitung. Gleichzeitig erhielt die Vorgesetzte durch dieses Vorgehen das Signal, dass Frau J. die Schwierigkeiten angehen und wieder an ihre Stelle zurückkehren wollte. Die Kommunikation mit dem Arbeitgeber stellte sich auch hier als ein nicht zu unterschätzender Erfolgsfaktor für den Arbeitsplatzerhalt dar.

Bei einer Arbeitsunfähigkeit ist es für den Arbeitsplatzerhalt sehr wichtig, dass Arbeitnehmende mit ihren Arbeitgebenden in Kontakt bleiben. Bestehen Ängste, Vorgesetzte und/oder HR-Beratende über die persönliche Situation zu informieren, leistet das Jobcoaching konkrete Unterstützung. Idealerweise wird bei einer Krankschreibung aus psychischen Gründen parallel zur Behandlung ein Jobcoaching initiiert, um den beruflichen Wiedereinstieg gezielt zu unterstützen.

Abschluss des Jobcoachings

Ein wichtiges IPS-Prinzip ist die unbeschränkte Zeitdauer des Jobcoachings. In der Praxis allerdings können die meisten Jobcoaches diese Forderungen nicht erfüllen, da sie von Kostenträgern abhängig sind. Das folgende Beispiel von Frau L. zeigt, dass es sinnvoll ist, das Jobcoaching nicht von Beginn an zu begrenzen, sondern die Klient*innen *bei Bedarf* zu unterstützen.

BEISPIEL

Frau L. wurde eine bipolare affektive Störung diagnostiziert. Sie arbeitet zu 60 Prozent als Sachbearbeiterin in der Schadensabteilung einer Versicherung und leistet dabei gute Arbeit. Meist ist sie leicht depressiv gestimmt, was am Arbeitsplatz durch ihr reduziertes Selbstbewusstsein auffällt, für die Vorgesetzte und die Kolleginnen aber nicht störend ist. Ungefähr alle zwei Jahre entwickelt sie eine Manie, während der sie sich aggressiv und enthemmt verhält. In diesen Situationen informiert die Vorgesetzte den Jobcoach, zu dem Frau L. Vertrauen hat. Er kann mit Frau L. jeweils aushandeln, dass sie dann nicht arbeiten geht und sich behandeln lässt. Ist die Manie abgeklungen, kann sie die Arbeit wieder wie gewohnt aufnehmen.

Bei Frau L. ist ein zeitlich unbegrenztes Jobcoaching sinnvoll, da sie eine schwere psychische Erkrankung hat, die immer wieder manische Phasen mit sich bringt, was massive Auswirkungen am Arbeitsplatz hat. Da der Jobcoach jeweils frühzeitig herangezogen wird, ist es Frau L. bisher gelungen, ihre Arbeitsstelle zu behalten.

Viele Jobcoachings werden nach sechs bis zwölf Monaten abgeschlossen. Wichtig ist dabei, die individuelle Situation der Klient*innen sowie ihrer Arbeitgebenden zu berücksichtigen. Ist die gesundheitliche Situation stabil und Klient*in wie auch Vorgesetzte*r sind zuversichtlich, ohne Jobcoaching auszukommen, kann ein Abschluss auch früher erfolgen. Wichtig ist, dass bei Bedarf eine zeitnahe Wiederaufnahme möglich ist und die Voraussetzungen hierzu bei Abschluss geklärt werden.

In der Schweiz ist es bei Aufträgen durch (Sozial-)Versicherungen üblich, sowohl für die Stellensuche als auch für den Arbeitsplatzerhalt eine begrenzte Anzahl von Jobcoaching-Stunden zu finanzieren. Das Kostendach ist somit für den Abschluss des Jobcoachings mitunter maßgebend, nicht nur die entsprechende Zielerreichung. Daher ist es wichtig, mit Klient*innen regelmäßig den Stand der Zielerreichung zu besprechen und Auftraggebenden Feedback über den Jobcoaching-Prozess zu geben. Verläuft die Stellensuche schleppend oder zeichnet sich ein möglicher Arbeitsplatzverlust ab, werden diese Umstände frühzeitig erkannt. So bleibt Zeit, die Voraussetzungen für eine Verlängerung des Jobcoachings zu klären oder andere Unterstützungsmaßnahmen rechtzeitig zu initiieren.

Es gibt ebenso Klient*innen, die keine regelmäßige Beratung benötigen, aber hie und da ein paar Jobcoaching-Stunden zu einem Thema wünschen. Hier lohnt es sich, individuelle Lösungen zu finden, um konkrete Schwierigkeiten lösen sowie mögliche gesundheitliche Verschlechterungen frühzeitig erkennen zu können.

Der Abschluss des Jobcoachings wird während der Beratung frühzeitig vorbereitet und geplant. Die Möglichkeit einer späteren Wiederaufnahme bei Bedarf erleichtert den Prozess.

Zentrale Themen der Klient*innen

Meistens kommen Klient*innen mit konkreten Anliegen in die Beratung. Vielleicht können sie diese gleich zu Beginn ausformulieren oder aber es wird erst im Verlauf deutlich, worum es genau geht. Wir begegnen im Jobcoaching unabhängig von Diagnosen und Anliegen der Klient*innen typischen Themen, die sich auf ihre berufliche Integration auswirken. Auf die häufigsten gehen wir in alphabetischer Reihenfolge näher ein und illustrieren in Beispielen, wie wir Klient*innen unterstützen.

Angst

Viele psychische Erkrankungen sind verbunden mit starken Angstgefühlen. Nicht nur die Symptome und die Auswirkungen der Erkrankungen können beängstigen. Auch die Erfüllung lang ersehnter beruflicher Wünsche kann Ängste auslösen. Nachdem Klient*innen und Jobcoaches mit großem Einsatz eine Stelle gefunden haben, sind sie in der Regel froh darüber. Rückt der erste Arbeitstag näher, kommen Zweifel und mit ihnen Versagensängste auf. Diese Ängste können viele Klient*innen schlecht einordnen. Einige versuchen sie – bewusst oder unbewusst – zu vertuschen, indem sie beispielsweise sagen: »Ich wollte doch nie in dieser Branche arbeiten« oder »Der Arbeitsweg ist mir doch zu weit« etc. Zudem können Ängste auch als Begleitsymptome einer gesundheitlichen Verschlechterung auftreten.

Mögliche Interventionen bei Angst:

- Angst als Emotion benennen und »normalisieren«,
- Dynamik der Angst besprechen (Aufrechterhaltung durch Vermeidung, Angst vor der Angst, Wut über die Angst, Konfrontation der Angst),

- Situationen besprechen, in denen die Angst auftaucht, und alternative Gedanken oder Bilder erarbeiten,
- Exposition mit der schwierigen Situation besprechen und umsetzen, Belohnung nach Exposition,
- Herausforderungen in Abschnitte aufteilen (erster Tag, erste Woche, erster Monat etc.) und jeweils Minimalziele festlegen,
- frühere erfolgreiche Bewältigungsstrategien im Umgang mit Ängsten in Erinnerung rufen,
- Hilfsmittel nutzen (Stressball, Bonbons u. v. m.),
- Umgang mit sich selbst während der Angst verbessern (sich gut zureden und sich nicht verurteilen),
- Bedürfnisse hinter der Angst verstehen lernen und diese anstelle der Angst in den Vordergrund rücken,
- Angst als Feedback des Körpers nutzen (die Angst zeigt vielleicht an: »Achtung, Überforderung!«),
- Termin mit Jobcoach*in festlegen (zumindest telefonisch).

Es hilft, Ängste anzusprechen, auch wenn es sowohl für die Jobcoaches als auch für Klient*innen zu Beginn unangenehm sein kann. Wenn die Ängste benannt sind, können Strategien für den Umgang mit ihnen erarbeitet werden.

Autoritätsproblematik

Hinter manchen Schwierigkeiten am Arbeitsplatz verbergen sich Autoritätsproblematiken.

BEISPIEL

Herr R. wird von seiner Therapeutin zum Jobcoaching angemeldet. Sie erzählt, dass Herr R. unter seinem sozial inkompetenten Vorgesetzten leide. In den ersten Gesprächen einigen sich Herr R. und sein Jobcoach, den Vorgesetzten zu einem Roundtable einzuladen.

Die Anliegen und Fragen besprechen Herr R. und der Jobcoach vorab im Detail. Der Vorgesetzte wird ebenfalls über die geplanten Gesprächsinhalte informiert, damit auch er sich entsprechend vorbereiten kann.

Vor dem Gespräch ist Herr R. sehr aufgeregt. Mit dem Jobcoach vereinbart er deshalb Interventionen, auf die beide während des Gesprächs bei Bedarf zurückgreifen können.

Das Gespräch verläuft anders als erwartet. Der Vorgesetzte freut sich über das Treffen. Er sagt, dass er gerne Herrn R. unterstützen möchte, dies ihm aber leider bislang nicht richtig gelungen sei. Herr R., der sich im Jobcoaching jeweils in der Opferposition schilderte, unterbricht den Vorgesetzten häufig und erhebt Vorwürfe – was nicht mit dem Jobcoach abgesprochen war. Herr R. ist nach der Sitzung zufrieden und sagt: »Endlich konnte ich diesem Trottel meine Meinung sagen.«

Der Jobcoach gibt in der nächsten Sitzung Feedback zum Gespräch, und beide analysieren, was genau passiert ist mit Herrn R. Dieser erinnert sich an schwierige Situationen mit seinem Vater, was ihn emotional sehr aufwühlt. Der Jobcoach ermuntert ihn, dies in der Psychotherapie zu besprechen, was er dann auch macht. Er merkt, dass der Chef die unangenehmen Gefühle auslöst, weil ihn dies unbewusst emotional an seine schwierige Vaterbeziehung erinnert, aber nicht der Grund für die heftigen Emotionen ist. Parallel zur Bewältigung des inneren Konflikts mit dem Vater verbessert sich das Verhältnis zum Chef.

Sich in hierarchischen Strukturen und Machtverhältnissen zu bewegen, ist für viele Menschen eine Herausforderung. Dies gilt auch für Menschen mit einer psychischen Erkrankung. Zu akzeptieren, dass eine Person in einem Bereich mehr Macht hat als man selbst, kann Ängste und negative Erinnerungen auslösen. »Schwierige« Vorgesetzte sind häufig Thema in Jobcoachings. Mitarbeitende erleben ihre Vorgesetzten nicht immer als unterstützend und hilfreich, sondern als kritisierend, mächtig oder gar bösartig. Macht wird als Machtmissbrauch erlebt. Dementsprechend fallen auch ihre Reaktionen aus.

Jobcoaches versuchen in einem ersten Schritt, die Situation zu klären, um die Klient*innen dabei unterstützen zu können, den Umgang mit ihren Vorgesetzten zu verbessern, damit so die Zusammenarbeit als weniger belastend erlebt wird. Da weder Klient*innen noch Jobcoaches die Möglichkeit haben, Vorgesetzte zu ändern, liegt der Ansatzpunkt beim Verhalten der Klient*innen.

Wenn es die Klient*innen und die Situation erlauben, sind in dieser Ausgangslage Roundtables oft sehr aufschlussreich, da sie einen erweiterten Blick ermöglichen. Es kann vorkommen, dass Jobcoaches die Vorgesetzten ebenfalls als »schwierig« erleben. Genauso ist es möglich, dass Klient*innen – wie Herr R. – sich unangemessen verhalten oder dass beide in einer unguten Dynamik gefangen sind. Die Nachbereitung inklusive Feedback zum Roundtable sind in solchen Konstellationen hilfreich. Ist ein Roundtable nicht möglich, kann ein Perspektivwechsel mittels zirkulärer Fragen oder im Rollenspiel angeregt werden.
> Roundtables, Seiten 127 f.

Es besteht die Möglichkeit, dass Klient*innen die Zusammenarbeit als schwierig erleben, weil eine Übertragung stattfindet. Wenn ungelöste Konflikte mit Autoritätspersonen aus der Kindheit bestehen (ein Elternteil wurde vielleicht als übermächtig und streng erlebt), kann dies auf Vorgesetzte projiziert werden und so das Verhältnis zu ihnen stören. Eine solche Übertragung wird meist weder von Klient*innen noch von deren Vorgesetzten erkannt. Die Situation wird als aktueller Konflikt erlebt. Wenn tiefer liegende Motive nicht angegangen werden, besteht die Gefahr, dass der Konflikt nicht gelöst und stetig wiederholt wird.
> Umgang mit Kritik, Seiten 76 f, 96 f.

Bei unverhältnismäßig starken emotionalen Reaktionen am Arbeitsplatz hilft es, die Möglichkeiten einer solchen Übertragung in Erwägung zu ziehen. Dazu wird im Jobcoaching besprochen, inwiefern unbewusste Verhaltensmuster oder Gefühle aus früheren Beziehungen (Eltern, Geschwister etc.) Wahrnehmung und Verhalten in der aktuellen Arbeitsplatzsituation mitbestimmen. Die Bewusstwerdung solch innerer Prozesse hilft, konkrete Ansatzpunkte für Veränderungen zu identifizieren, und wird in der Psychotherapie vertieft.

Der Kontakt mit Vorgesetzten oder ein Roundtable am Arbeitsplatz ermöglicht es, die Situation in einem anderen Licht zu betrachten und diese Beobachtungen mit Klient*innen zu teilen. Im Jobcoaching erarbeiten Jobcoach*in und Klient*in Strategien im Umgang mit der vorgesetzten Person und setzen diese um. Zudem können Behandelnde informiert werden, um bei Bedarf die länger zurückliegenden Konflikte psychotherapeutisch aufzuarbeiten.

Ungelöste Konflikte mit Autoritätspersonen in der Kindheit können wiederkehrende Auseinandersetzungen mit Vorgesetzten zur Folge haben. Im Jobcoaching stehen die Probleme am Arbeitsplatz im Zentrum, tiefer liegende Dynamiken werden in der Psychotherapie bearbeitet.

Belastbarkeit

Die Intelligenz von Menschen mit psychischen Erkrankungen unterscheidet sich im Durchschnitt nicht von jener der Gesamtbevölkerung. Unterschiede bestehen aber in der Belastbarkeit und den damit verbundenen Leistungsschwankungen. Ein wichtiges Thema im Jobcoaching ist daher der Umgang mit dieser instabilen Situation und mit ihren Auswirkungen auf die Leistung.

Psychisch bedingte Leistungseinschränkungen sind sowohl für die Klient*innen als auch für ihre Arbeitgebenden meist schwierig zu verstehen und ihre Gründe sind oft von außen nicht nachvollziehbar. Wird das *Nichtkönnen* als *Nichtwollen* interpretiert, sind Jobcoaches gefragt. Sie leisten Übersetzungsarbeit und erklären die Einschränkungen, damit die reduzierte Leistung nicht als verminderte Motivation bewertet wird.

Ein Leistungsabfall oder auch Verhaltensänderungen (Unpünktlichkeit, Unhöflichkeit etc.) können Vorboten einer akuten Krankheitsphase sein. Erkennt man diese frühzeitig, dann kann beispielsweise ein präpsychotischer Zustand rasch behandelt werden, was die Gefahr einer längeren Krankheitsphase und negativer Auswirkungen am Arbeitsplatz reduziert. Es lohnt sich daher, Beobachtungen von Veränderungen am Arbeitsplatz den Klient*innen und Behandelnden mitzuteilen, allerdings ohne aus jeder Auffälligkeit bereits ein »Symptom« zu machen.

ERKRANKUNGSSPEZIFISCHE VERÄNDERUNGEN *Bipolare affektive Störungen* sind gekennzeichnet durch ausgeprägte Stimmungs- und Leistungsschwankungen. Manische Phasen machen sich durch Verhaltensauffälligkeiten bemerkbar: Die Klient*innen haben einen gesteigerten Antrieb und zeigen ein inadäquates Verhalten. Wird dies früh erkannt, kann in der Regel durch eine Erhöhung der Medikation eine Beruhigung bewirkt werden. Ist dies in nützlicher Frist nicht möglich, prüfen Jobcoaches und Behandelnde eine Krankschreibung, um das Arbeitsverhältnis nicht zu belasten.

Dasselbe gilt für *Erkrankungen aus dem schizophrenen Formenkreis.* Treten Leistungseinbrüche oder bizarre Verhaltensweisen am Arbeitsplatz auf, werden Behandelnde zeitnah informiert, damit unter anderem eine vorübergehende Arbeitsunfähigkeit geprüft wird.

Bei *Depressionen* kann der Antrieb so stark vermindert sein, dass es den Klient*innen schwerfällt, am Morgen aufzustehen, zu essen, eine Arbeit anzupacken oder Termine einzuhalten. Für diese Personen ist es schon eine große Leistung, am Arbeitsplatz zu erscheinen, und sie sind oft enttäuscht, dass dies nicht gewürdigt wird. Leistungseinbußen in depressiven Phasen erhöhen den Druck auf Klient*innen vor allem dann, wenn ihre Arbeitgebenden nicht über die Verschlechterung informiert sind.

Auch bei *Persönlichkeitsstörungen* kommen starke Stimmungsschwankungen vor. Meistens werden diese durch veränderte Bedingungen ausgelöst (Weggang einer vorgesetzten Person, neue Arbeitsbedingungen etc.) oder weil Klient*innen ihre Beziehungen zu anderen, ihnen wichtigen Menschen als verändert wahrnehmen. Solche Stimmungsschwankungen können das Potenzial für Konflikte am Arbeitsplatz erhöhen.

FRÜHERKENNUNG ALS ERFOLGSFAKTOR Das frühzeitige Wahrnehmen von Verhaltensveränderungen ist ein Erfolgsfaktor für die berufliche Integration von Menschen mit psychischer Erkrankung. Anders als bei anderen Erkrankungen sind die Verläufe nicht linear, sondern oft wellenförmig und kaum vorhersehbar. Damit Jobcoaches entscheidende Veränderungen möglichst rasch erfassen können, braucht es eine enge Zusammenarbeit. Gemäß IPS-Modell begleiten Jobcoaches etwa 20, maximal 25 Klient*innen (ausgehend vom 100-Prozent-Pensum). So ist ein enger Kontakt nicht nur zwischen Jobcoaches und den Klient*innen möglich, sondern auch zu deren Arbeitgebenden und Behandelnden.

Genaue Prognosen über den Verlauf psychischer Erkrankungen sind nicht möglich. Das Vorgehen im Jobcoaching wird daher bei Bedarf angepasst. Jobcoaches vermitteln Klient*innen sowie deren Arbeitgebenden Sicherheit durch die Definition von Zielen und Maßnahmen sowie durch deren regelmäßige Überprüfung. Mit dem Fokus auf die Ziele können Stimmungs- und Leistungsschwankungen besser ausgehalten werden. Klient*innen hilft es in solchen Phasen oft, Arbeitsabläufe genau zu besprechen und Erwartungen seitens Vorgesetzten zu klären.

Auch für Behandelnde ist es hilfreich, Feedback vom Arbeitsplatz zu erhalten. Einerseits ist es möglich, dass sich Patient*innen in den

Therapiesitzungen belastbarer zeigen, als dies bei der Arbeit der Fall ist. So fallen zum Beispiel Konzentrationsstörungen bei der Arbeit oft früher auf, da die Fehlerquote steigt. Andererseits kann es auch genau umgekehrt sein, sodass die Arbeit als Ort der Stabilität erlebt wird, während andere Lebensbereiche hohe Anforderungen stellen.

Arbeiten Jobcoaches mit Vorgesetzten und Behandelnden zusammen, können Schwankungen der Klient*innen bezüglich Stimmung, Belastbarkeit und Leistung rechtzeitig erkannt und eingeordnet werden. So wird es für alle Involvierten möglich, angemessen darauf zu reagieren.

Burn-out

»Burn-out« ist keine eigenständige Diagnose im Sinne der internationalen Klassifikationssysteme psychischer Störungen wie der ICD-11 oder dem DSM-5, sondern ein Syndrom. Und doch sprechen zahlreiche Klient*innen und Behandelnde über Burn-out, als wäre es eine eigenständige Diagnose. Sie beschreiben damit einen länger dauernden Zustand einer als nicht bewältigbar erlebten Situation, die an einen Leistungskontext gebunden ist. Herr K., den wir nach einem stationären Klinikaufenthalt kennengelernt haben, schildert seine Situation so:

BEISPIEL

»Stets aktiv und voller Energie, so war ich es gewohnt, mein Leben zu gestalten. Ich hatte immer einen Plan, um meine Ziele zu verfolgen. Doch als mir die Luft ausging und Erholung sich trotz Ferien nicht mehr einstellte, da musste ich auf schmerzhafte Weise lernen, neue Wege zu gehen.

Durch die Überforderung rutschte ich immer wieder in eine Opferhaltung, durch die ich die Verantwortung für mein Handeln und meine Reaktionen innerlich von mir wies. Die Coachinggespräche halfen mir dabei, den Situationen ins Auge zu sehen und diese so anzunehmen, wie sie waren. Dadurch gelang es mir, meinen Gestaltungsraum zu sehen und für meinen Weg, meine Entscheidungen und meine Handlungen Verantwortung zu übernehmen.«

Nicht alle Personen, die viel und gerne arbeiten, Verantwortung übernehmen und leistungsorientiert denken, kommen in eine Burn-out-Situation. Oft trifft es Menschen, die ihr Selbstwerterleben allein von ihrer Leistung abhängig machen. Wenn sie für diese nicht die gewünschte Anerkennung bekommen, arbeiten sie noch mehr, wofür sie sich erneut mehr Anerkennung erhoffen – und diese wiederum nicht erhalten. Dieser Teufelskreis führt irgendwann zum Zusammenbruch. Das oft zitierte Hamsterrad des Burn-outs ist ein Kreislauf von immer neuen Erwartungen und ausbleibendem Erfolg bzw. Zuspruch. Wenn Betroffene in solchen Situationen im Sinne einer Selbstmedikation vermehrt Alkohol trinken, Medikamente einnehmen oder Drogen konsumieren, kann sich daraus zudem eine Abhängigkeitsstörung entwickeln. Dies führt zu zusätzlichen Belastungen für Betroffene und auch für deren Umfeld.
> Substanzabhängigkeit, Seiten 120 ff.

Beim Jobcoaching von Menschen mit einem Burn-out treten häufig innere Konflikte zutage, die in der Kindheit entstanden sind und beispielsweise folgende (unbewusste) Überzeugungen widerspiegeln:

- Du musst allen gerecht werden.
- Du bist nur etwas wert, wenn du etwas geleistet hast.
- Du musst stark sein.
- Die Bedürfnisse der anderen sind wichtiger als deine.
- Du musst alles allein schaffen.

Gemäß Gunther Schmidt (2011) kann ein Burn-out als »Abgrenzungskompetenz« verstanden werden. Aus dieser Betrachtungsweise ergeben sich wichtige Hinweise für das Jobcoaching. Wenn sich eine Überlastungssituation zuspitzt, bis die Kräfte nicht mehr ausreichen, löst ein Burn-out den inneren Konflikt, die Anforderungen nicht (übertrieben) zu erfüllen und zugleich sich selbst gegenüber Sorge tragen zu können. Viele Personen berichten, dass es ihnen innerlich eigentlich klar war, dass sie ihre Leistung in dieser Belastungssituation nicht mehr aufrechterhalten können. Trotzdem mussten sie weitermachen, da sie keinen Ausweg sahen.

LEISTUNGSGRENZEN Für viele Personen mit hohen Leistungsanforderungen ist es fatal, an Leistungsgrenzen zu kommen. Verlieren sie ganz die Kontrolle und eine stationäre Behandlung ist erforderlich, geht dies meist einher mit einer erheblichen Scham und Selbstwertproblematik. Jobcoaches achten beim Wiedereinstieg auf diese Themen. Erfolgserlebnisse sind in dieser Situation sehr wichtig, auch wenn diese klein erscheinen mögen. Wenn Ziele und Zwischenziele angemessen gesetzt werden, erhöht dies die Erfolgschancen. Ein Dankbarkeitstagebuch kann Klient*innen dabei helfen, einen positiveren Fokus zu entwickeln und Fortschritte zu erkennen. Die Stärken der Klient*innen anhand konkreter Coachingsituationen zu benennen, unterstützt diesen Prozess ebenfalls.

Für Klient*innen in Burn-out-Situationen geht es darum, zu lernen, ihre Grenzen anzuerkennen. Parallel zum Wiedereinstieg versuchen Klient*innen, Behandelnde und Jobcoaches am besten, neben den inneren Konflikten (etwa die Überzeugung, dass die bevorstehende Fusion die Organisation in Schwierigkeiten bringt und trotzdem vorangetrieben werden muss) auch die Schwierigkeiten bei der Arbeit zu lösen. Die Themen im Jobcoaching sind der Umgang mit Grenzen, das Fällen von Entscheidungen, Priorisieren, Delegieren und zum Teil das Lösen innerer Konflikte. Die Auseinandersetzung mit stressverstärkenden Gedanken (Kaluza 2015) kann in solchen Situationen hilfreich sein. Häufig fahren Klient*innen auch im Jobcoaching fort, sich unter Druck zu

setzen. Sie möchten schnell wieder »wie früher« arbeiten. Wichtig ist, dass Jobcoaches dadurch nicht ebenfalls unter Druck geraten und die Reintegration wie bei anderen Klient*innen Schritt für Schritt verfolgen.
> Leistungsfähigkeit, Seiten 81 ff., 95

Um nach einem Burn-out nachhaltige Veränderungen zu erzielen, müssen sich Klient*innen mit inneren Konflikten auseinandersetzen und lernen, ihre Leistungsgrenzen zu akzeptieren.

Druck

Gerade weil die Leistungsfähigkeit bei vielen Klient*innen eingeschränkt ist, ist der Umgang mit Druck oft ein Thema im Jobcoaching. Kommt, wie in depressiven Phasen, eine Antriebsstörung hinzu, verstärken sich die Probleme am Arbeitsplatz: Termine werden nicht oder nur unter großer Anstrengung eingehalten, komplexe Aufgaben werden vor sich hergeschoben oder die Vorgesetzten mit Ausreden vertröstet. Solche Verhaltensweisen machen Misserfolg und Kritik wahrscheinlicher, was wiederum den Druck erhöht.

Um diesen Teufelskreis zu durchbrechen, achten Jobcoaches darauf, dass die Klient*innen herausfordernde Aufgaben nicht vermeiden. Im Jobcoaching können Arbeitsplanung und Strategien fürs Zeitmanagement erarbeitet werden. Es lohnt sich beispielsweise, schwierige Aufgaben in kleinere, überschaubare Schritte zu unterteilen. Dies ermöglicht Erfolgserlebnisse, die sich positiv auf den Antrieb auswirken. Des Weiteren können Jobcoaches und Klient*innen überlegen, wer aus dem Umfeld der Klient*innen vorübergehend Unterstützung bieten könnte. Hält die Überforderungssituation am Arbeitsplatz an, besprechen Jobcoaches die Option, die vorgesetzte Person zu informieren, um gemeinsam nach Anpassungs- und Entlastungsmöglichkeiten zu suchen.

*Jobcoaches unterstützen Klient*innen dabei, den Umgang mit Druck am Arbeitsplatz zu verbessern, Herausforderungen anzugehen und Erfolge zu generieren. Sie erarbeiten Strategien und suchen bei längerfristigen Überforderungssituationen Unterstützung bei Vorgesetzten.*

Freizeitgestaltung

Die soziale Integration ist für viele Klient*innen ein zentrales Thema. Nicht selten sind sie aufgrund ihrer Einschränkungen oder Eigenheiten isoliert. Sie erleben, dass Beziehungen abbrechen, konfliktreich oder einseitig sind. Sozialer Rückzug mag in konfliktreichen Situationen eine Entlastung sein. Mittel- bis längerfristig ergeben sich daraus jedoch Probleme, welche die Situation zusätzlich erschweren. Das Jobcoaching bietet eine Möglichkeit, dem sozialen Rückzug entgegenzuwirken und den Umgang mit Menschen auch in herausfordernden Phasen zu üben. Hilfreich hierbei sind Rollenspiele. Auch wenn der Fokus im Jobcoaching auf berufsbezogenen Themen liegt, sind oft verwandte Themen von großer Bedeutung, wie das folgende Beispiel zeigt.

BEISPIEL

Frau T. hat eine anspruchsvolle Stelle als IT-Projektleiterin. Sie wird von ihrer Vorgesetzten geschätzt und durfte letzthin ihre neueste Projektidee in der Geschäftsleitungssitzung präsentieren. Aufgrund ihrer sozialen Phobie kosten sie solche Meetings viel Kraft. Niemand bei der Arbeit weiß allerdings davon, dass sie diese Ängste hat. Im Gegenteil, sie wird als kompetent und offen beschrieben. Bereits einen Monat zuvor hatte sie sich auf die Sitzung mit der Geschäftsleitung vorbereitet. Sie recherchierte in ihrer Freizeit zum Thema, um auch weiterführende Fragen beantworten zu können und für kritische Stimmen gewappnet zu sein. In dieser Zeit sagte sie ihre Tanzstunden ab, da sie sich nicht imstande fühlte, wie üblich zweimal pro Woche zu trainieren.

Das Meeting hat Frau T. erfolgreich gemeistert. Nun meldet sich ihr Tanzpartner verärgert und beschwert sich, dass Frau T. ihn im Stich gelassen habe. Er wolle den nächsten Kurs mit ihr absagen, da er sich eine zuverlässige Tanzpartnerin wünsche. Frau T. ist darüber sehr traurig. Das Tanzen war ihre einzige Freizeitbeschäftigung, für die sie sich regelmäßig aus ihrer Wohnung begab.

Im Jobcoaching möchte Frau T. zusätzlich zum Umgang mit ihren Ängsten lernen, sich auch in anspruchsvollen beruflichen Phasen bewusst ihrer Freizeit zu widmen und Kontakte zu pflegen. Mit der Jobcoachin bespricht sie, wie sie den Kontakt zu ihrem Tanzpartner wieder aufnehmen und sich trotzdem für das nächste wichtige Meeting sinnvoll vorbereiten kann.

Viele Klient*innen berichten, dass sie ihre Feierabende, Wochenenden oder Ferien nicht als erholsam erleben. Oft bestehen im Vorfeld Erwartungen an diese vermeintlichen Erholungsphasen: »In den Ferien kann ich mal wieder so richtig ausschlafen, danach geht es mir viel besser.« Die fehlende Struktur, mangelnde Sozialkontakte, übermäßiger Smartphone-Konsum sowie überhöhte Erwartungen können wiederum Krankheitssymptome wie Schmerzen, Stimmungsschwankungen oder Antriebsstörungen verstärken.

Freizeitgestaltung ist ein wichtiges Gegenstück zu den Belastungen der Arbeitswelt und gehört deshalb als Thema ins Jobcoaching. Zentral ist, dass dabei die Stärken und Interessen der Klient*innen betont werden (Sport, Kultur, Kunst, Natur u. v. m.).

Auch die Ferienplanung ist ein wichtiges Thema. Einige Klient*innen tendieren dazu, sich mit ihrer Ferienplanung zu überfordern (finanziell, sozial oder körperlich). Auch hier ist ein klärendes Gespräch über die aktuellen Möglichkeiten und das individuelle Ziel der Ferien hilfreich. Es lohnt sich zudem, das Umfeld der Klient*innen im Jobcoaching miteinzubeziehen, um die Erholung in der Freizeit nachhaltig verbessern zu können. > Soziales Umfeld, Seiten 152 f.

Freizeitgestaltung ist ein wichtiges Thema im Jobcoaching, denn soziale Kontakte und eine als erholsam erlebte Freizeit wirken sich positiv auf den Verlauf der beruflichen Integration aus.

Kommunikation der Erkrankung

Ob, wie und wann es von Vorteil ist, dass Arbeitgebende über eine Erkrankung informiert werden, ist je nach Person und Situation unterschiedlich. Eine mögliche Offenlegung der Erkrankung mit allen Vor- und Nachteilen muss gründlich mit den Klient*innen besprochen werden. Eine Offenlegung ist dann zu empfehlen, wenn mit großer Wahrscheinlichkeit die Auffälligkeiten ohnehin bemerkt werden. Dies kann während eines Bewerbungsverfahrens sein, wenn zum Beispiel eine mehrjährige Lücke im Lebenslauf besteht. Falls offenkundige Einschränkungen vorhanden oder krankheitsbedingt Anpassungen des Arbeitsplatzes notwendig sind, ist Transparenz unabdingbar. Ebenso gibt es auch Klient*innen, die die Erkrankung ansprechen möchten, da sie sich ansonsten unter Druck fühlen, sich nichts anmerken lassen zu dürfen.

Entscheiden sich Klient*innen für eine Offenlegung, wird im Jobcoaching besprochen, wann und wie Vorgesetzte und Personalverantwortliche über die Erkrankung und deren Auswirkungen am Arbeitsplatz informiert werden können. Die Einschränkungen sollten bezogen auf die Tätigkeit kommuniziert werden. Es geht im Arbeitskontext immer darum, was eine Person kann, nicht darum, was sie »hat«. Daher braucht es keine Details oder Krankheitsanamnese, dies ist eher hinderlich. > Roundtables als Verlaufsgespräch, Seiten 127 f., 136 f.

Viele Klient*innen glauben, sie müssten sich für ihre Erkrankung rechtfertigen und daher möglichst »alles« erzählen. Unter solchen Voraussetzungen üben Jobcoaches mit ihnen die Kommunikation der Erkrankung nach der Devise »Kurz, knackig und mit positiver Botschaft«. Während des Jobcoachings werden Klient*innen auf Fragen zu ihrer gesundheitlichen Situation vorbereitet. Bei einer Offenlegung im Bewerbungsverfahren ist es wichtig – trotz der Kommunikation von Einschränkungen –, den Fokus der Bewerbung auf fachliche und persönliche Kompetenzen zu legen. Die Zusammenarbeit mit Jobcoaches stellt zudem bedarfsgerechte Unterstützung in Aussicht, was auch Arbeitgebende entlastet.

Im Jobcoaching können auch Klient*innen unterstützt werden, deren Arbeitgebende nicht wissen, dass sie eine psychische Erkrankung hatten respektive haben. Diese Information war vielleicht bislang nicht nötig oder die Klient*innen befürchteten eine mögliche Stigmatisierung oder gar den Arbeitsplatzverlust. Auch wenn die gesundheitlichen Einschränkungen bislang am Arbeitsplatz nicht offengelegt worden sind, besprechen Jobcoaches diese Option mit den Klient*innen. Wenn diese in keine Kommunikation der Erkrankung einwilligen, akzeptieren Jobcoaches dies. Die folgenden Schilderungen von Herrn S. zeigen, dass Jobcoaching auch ohne direkten Kontakt zwischen Arbeitgebenden und Jobcoaches wirksam sein kann.

BEISPIEL

»Ich arbeite bei einer Non-Profit-Organisation als Projektleiter. Zuvor war ich – mit über fünfzig Jahren – längere Zeit auf Stellensuche. Dies aufgrund somatischer sowie psychischer Beschwerden infolge eines Schleudertraumas und der daraus entstandenen Abnutzung der Bandscheiben und knöchernen Veränderungen im Bereich der Halswirbelsäule. Kurz nach dem Start an meiner neuen Stelle wurden meine Symptome so stark, dass ich den Job aufgeben

wollte. Die Ängste, Insuffizienzgefühle, Schlaflosigkeit, Konzentrationsprobleme und die Schmerzen waren einfach zu stark. Deshalb schlug meine Behandlerin ein Jobcoaching vor.
In einem ersten Roundtable zusammen mit der Jobcoachin und der Behandlerin vereinbarten wir, den Arbeitgeber nicht aktiv ins Jobcoaching einzubeziehen. Der Autonomieverlust wäre für mich zu groß gewesen. Also arbeiteten wir daran, wie ich selbst Feedback zu meiner Leistung bei meiner Vorgesetzten einholen kann. Ich konnte die im Jobcoaching bearbeiteten Inhalte sehr gut umsetzen und gewann schnell an Sicherheit. Nach Ablauf der Probezeit entschied ich mich, weiter im Betrieb zu bleiben.
Inzwischen ist das Jobcoaching beendet. Im gemeinsamen Abschlussgespräch mit meiner Jobcoachin und der Psychotherapeutin konnten wir feststellen, dass ich stark an Sicherheit gewonnen hatte. Heute gehe ich gerne arbeiten und bin nur noch selten blockiert. Vorträge, Gesuche, Teamsitzungen und Telefongespräche kann ich nun gut erledigen. Auch privat bin ich gelassener, obwohl aufgrund der Schmerzen weiterhin erhebliche Einschränkungen bestehen.«

Bei Herrn S. wäre eine Zusammenarbeit mit seinem Arbeitgeber kontraproduktiv gewesen. Da er in der Lage war, offen mit seiner unmittelbaren Vorgesetzten zu kommunizieren, war das Jobcoaching gut ohne Arbeitgeberkontakt möglich.

Dies ist allerdings nicht immer so. Sollte die Erkrankung das Arbeitsverhältnis beeinträchtigen oder sollten Symptome bestehen, die erklärungsbedürftig sind, ist es notwendig, die Erkrankung anzusprechen. Sind am Arbeitsplatz Verhaltensauffälligkeiten aufgetreten, kann im Hinblick auf eine drohende Kündigung das Gespräch mit Arbeitgebenden unerlässlich sein. Oftmals ist es den Klient*innen nicht bewusst, wie sie in akuten Krankheitsphasen auf andere Menschen gewirkt haben. Vorgesetzte sind durch die Ereignisse verunsichert und können das Verhalten nicht einordnen. An einem Roundtable mit Vorgesetzten und Personalverantwortlichen kann auch die Frage nach dem Informationsbedarf für das Team geklärt werden. Dies ist sinnvoll, wenn Arbeitsinhalte dauerhaft vereinfacht werden (Reduzierung des Verantwortungsbereichs u.Ä.) oder wenn das Verhalten am Arbeitsplatz nicht nachvollziehbar oder beleidigend war. Jobcoaches bereiten diese Gespräche mit Klient*innen sorgfältig vor. Oft eignen sich hierfür Rollenspiele. > Roundtables, Seiten 127 f., 136 ff.

BEISPIEL

Herr W. erkrankte vor zehn Jahren an Depressionen. Die Stimmungstiefs hat er dank jahrelanger Therapie mehr oder weniger im Griff. Auch hat er gelernt, mit dem verminderten Antrieb umzugehen und sich in – wie er es nennt – »schlechten Phasen« nicht noch zusätzlich unter Druck zu setzen.

Auf Anraten seiner Ärztin hat er mit seinem Vorgesetzten besprochen, dass es für die Gesundheit förderlich wäre, keine Schichtarbeiten mehr auszuüben. Während seine Kolleginnen im Callcenter zwischen Früh-, Mittel- und Spätschicht wechseln, hat er nun seit vier Monaten stets die Mittelschicht. Er bat den Vorgesetzten, seine Erkrankung gegenüber dem Team nicht zu kommunizieren und den Grund für die Schichtplanänderung nicht zu erwähnen. Nach den ersten Wochen fiel den Kolleginnen auf, dass Herr W. nie in der Früh- oder Spätschicht arbeitete, was sie als unfair empfanden. Herr W. hörte sogar, wie er in der Pause von anderen als »Kollegenschwein« bezeichnet wurde. Das machte ihn wütend, er fühlte sich unfair behandelt. »Wenn die wüssten, ich könnte mich auch krankschreiben lassen und gar nicht zur Arbeit kommen!« Herr W. fühlte sich nicht mehr wohl und wollte die Stelle wechseln. Mit diesem Anliegen erschien er auf Anraten der Ärztin zum Erstgespräch fürs Jobcoaching.

Wie das Beispiel von Herrn W. zeigt, kann es am Arbeitsplatz zu Konflikten kommen, wenn die Gründe für Arbeitsplatzanpassungen nicht kommuniziert und daher von Teammitgliedern als Bevorzugung verstanden werden. Ein Sonderstatus kann sich bei fehlender Kommunikation im Team kontraproduktiv auswirken. Eine allgemeingültige Regel, wie die Kommunikation der Erkrankung im Betrieb stattfinden sollte, gibt es nicht. Art und Umfang der Informationen werden jeweils den Menschen und der Berufsgruppe angepasst. So war beispielsweise in einem Logistikbetrieb mit vorwiegend fremdsprachigen Mitarbeiterinnen nur die Information nötig, dass die Klientin von der IV unterstützt wird und sie mit ihr nett sein sollten. Währenddessen war für das Team einer Hochschule eine differenzierte Information über das Krankheitsbild des Klienten mit anschließender Diskussion zur Klärung offener Fragen zielführend.

Ob und wann eine Erkrankung offengelegt wird, wird individuell entschieden. Die Kommunikation von Einschränkungen kann im Jobcoaching geübt und Sonderlösungen können innerhalb eines Teams konstruktiv besprochen werden.

Konflikte am Arbeitsplatz

Überall, wo Menschen zusammenleben und -arbeiten, kommen Konflikte vor. Können diese nicht konstruktiv gelöst werden, belastet dies und wirkt sich negativ auf die Gesundheit sowie die Leistungsfähigkeit aus.

Ein länger andauernder Konflikt kann einerseits eine Erkrankung begünstigen. Andererseits gibt es erkrankungstypische Muster, die im Jobcoaching bearbeitet werden.

BEISPIEL

Frau S. arbeitet seit zehn Jahren als Geschäftsleitungsassistentin. Sie ist gewohnt, zuverlässig zu arbeiten. Vor Kurzem gab es einen

Vorgesetztenwechsel. Der neue Chef arbeitet außerhalb der Bürozeiten regelmäßig von zu Hause aus und sendet ihr auch sonntags Mails. Dies setzt Frau S. unter Druck, da sie die Arbeitswoche am Montag bereits mit vielen offenen Aufträgen startet. Zudem führt der Vorgesetzte seine Agenda selbst, trägt aber häufig Termine nicht ein. So weiß Frau S. weder, wann sie ihn für Fragen erreichen kann, noch, was sie Anrufenden sagen soll, die ihn nicht erreichen können. Frau S. ist nach acht Monaten mit ihren Kräften am Ende. Sie ist wütend auf ihren Vorgesetzten, hat Angst vor Telefonanrufen und kontrolliert auch in ihrer Freizeit stündlich ihre Mails. Sie spricht mit ihrem Behandler über die Situation, der sie krankschreibt, damit sie sich erholen kann.

Viele Klient*innen spüren und beachten ihre Bedürfnisse nicht oder nicht ausreichend. Sie kommunizieren sie daher auch nicht und merken erst im Extremfall, dass ihre Bedürfnisse ignoriert werden. So stauen sich Gefühle an und führen bei zunehmendem Druck in eine Krankschreibung.

Krankschreibungen aus psychischen Gründen, deren Auslöser ein Arbeitsplatzkonflikt ist, werden in der Schweiz von Versicherungen zunehmend kritisch betrachtet. Gemäß einer Analyse von Krankentaggelddossiers sind solche Konflikte für 57 Prozent der Krankschreibungen ursächlich (Baer u. a. 2022). Arbeitsunfähigkeitszeugnisse, die als Reaktion auf Konflikte oder Kränkungen am Arbeitsplatz ausgestellt worden sind, machen Vorgesetzte und Versicherungen oft misstrauisch. Sie fragen sich, ob es sich bei der Bescheinigung um ein Gefälligkeitszeugnis handelt oder ob der*die Mitarbeiter*in tatsächlich krank ist. Zunehmend stellen sich Versicherungen auf den Standpunkt, dass Betroffene an einem anderen Arbeitsort arbeitsfähig sind und daher die Taggeldleistungen eingestellt werden können. Dies hat für Klient*innen im Jobcoaching gravierende Konsequenzen. Konflikte am Arbeitsplatz rasch zu klären lohnt sich daher nicht nur aus einer gesundheitsförderlichen Perspektive, sondern auch im Hinblick auf die finanzielle Absicherung der Klient*innen. Insbesondere wenn eine (Teil-)Arbeitsunfähigkeit besteht.

Eine gesteigerte Kränkbarkeit erhöht das Potenzial für Konflikte am Arbeitsplatz, da unter anderem der Umgang mit Kritik eingeschränkt ist. Bei erhöhter Kränkbarkeit können Normalisierungen hilfreich sein. Der Umstand, dass Vorgesetzte sozusagen als Naturgesetz des Arbeitslebens stets am längeren Hebel sitzen und sich die Macht in der Regel durchsetzt, ist zwar für Klient*innen teils schwer zu ertragen, allerdings wird dadurch unmissverständlich klar, dass Klient*innen in einer solchen Ausgangslage den Machtkampf voraussichtlich verlieren werden. Jobcoaches machen Klient*innen das Angebot, gemeinsam zu eruieren, wie sie mit dieser belastenden Situation umgehen können, um ihre Ziele zu erreichen. Feedbackregeln (siehe Abbildung 2, S. 81) können angewendet werden, um den Fokus von der Kränkung zu nehmen. Zudem ist die Stärkung des Selbstwertes wichtig. > Selbstwerterleben, Seiten 91 ff., 96 f, 114

Im Beispiel von Frau S. organisierte die Jobcoachin einen Roundtable mit dem Vorgesetzten, bei dem die Erwartungen an die Leistungen von Frau S. geklärt wurden. Diese Klärung reduzierte ihren Druck und ihren Ärger, denn sie merkte, dass von ihr nicht erwartet wird, die Aufträge am Montagmittag bereits erledigt zu haben, oder zu erraten, was in der Agenda des Vorgesetzten stehen könnte.

WUTAUSBRÜCHE Angestaute Wut kann sich heftig entladen und dem Arbeitsverhältnis nachhaltig schaden. Damit dies nicht passiert, ist es wichtig, einen konstruktiven Umgang mit der Wut zu finden. Meistens treffen Jobcoaches bei angestauter Wut auf Bedürfnisse, die längere Zeit nicht beachtet worden sind. Unterstützen Jobcoaches die Klient*innen, ihre Bedürfnisse anzuerkennen und Konflikte zu lösen, reduziert sich die Gefahr von Wutausbrüchen. Das Eisberg-Modell (Ruch & Zimbardo 1974, in Anlehnung an Freud) kann dabei helfen, unbeachtete Bedürfnisse zu erkennen und dadurch die unangenehmen Emotionen einordnen zu können. Sind die Bedürfnisse erkannt, können im Jobcoaching Strategien für die sozial kompetente Durchsetzung erarbeitet, geplant und umgesetzt werden. Hilfsmittel hierzu sind Theorien zur Gewaltfreien Kommunikation (Rosenberg 2016), Gruppentraining Sozialer Kompetenzen (Hinsch & Pfingsten 2025) und allgemeine Kommunikationstheorien wie das Vier-Ohren-Modell (Schulz von Thun 2010). > Aggressives Verhalten, Seiten 98 ff.

KONFLIKTDYNAMIK Klient*innen, die häufig in Konflikte geraten, hilft es, den Ursprung und die Dynamik der Konflikte zu erkennen. Wenn sie um ihren Beitrag in der Konfliktspirale wissen, können sie in einer nächsten Situation anders reagieren. Dies kann im Jobcoaching praxisorientiert erarbeitet werden, indem die Konfliktspirale gemeinsam aufgezeichnet wird.

Bezogen auf einzelne Störungsbilder sind bei Menschen mit einer Persönlichkeitsstörung gehäuft Konflikte in der Zusammenarbeit am Arbeitsplatz zu beobachten. Es gibt aber auch Klient*innen mit anderen Störungsbildern, die leicht kränkbar sind, was sich negativ auf die Zusammenarbeit mit Vorgesetzten und im Team auswirken kann.

Konflikte mit Kolleg*innen und Vorgesetzten sind entsprechend häufig Thema im Jobcoaching. Dabei ist es für Jobcoaches wichtig, eine neutrale Position einzunehmen. Ergreifen sie Partei, verschärft dies den Konflikt. Gleichzeitig versuchen Jobcoaches, die Sicht der Klient*innen zu verstehen, sodass diese spüren, dass ihre Anliegen nachvollziehbar sind und es »nur« darum geht, die *Art und Weise der Reaktion* zu verbessern. Dies durchbricht den Kreis von passiv-aggressivem Verhalten, Rechtfertigungen und Gegenangriffen, die Menschen lancieren, wenn sie sich in die Enge getrieben fühlen.

Bei der Bearbeitung von Konflikten im Jobcoaching sind zirkuläre Fragen hilfreich, denn sie geben den Blick auf andere Sichtweisen frei. So lernen Klient*innen, dass es verschiedene Perspektiven gibt und geben darf. Solche Perspektivwechsel können im Jobcoachinggespräch beispielsweise mit Aufstellungen oder Zeichnungen erarbeitet werden.

Es gibt zudem Klient*innen, die Regeln am Arbeitsplatz nicht einhalten, was ein Konfliktpotenzial birgt. Bei dieser Ausgangslage ist es die Aufgabe der Jobcoaches, zu klären, ob die Klient*innen die Bedingungen nicht einhalten *können* oder *wollen.* Liegt eine erkrankungsbedingte Unfähigkeit vor, müssen Vorgesetzte dies wissen. Nur dann kann besprochen werden, ob und wie damit im Betrieb umgegangen werden kann. Geht es hingegen eher darum, dass Klient*innen die Rahmenbedingungen nicht akzeptieren *wollen,* klären Jobcoaches, ob unter diesen Umständen die Suche nach einer neuen Stelle zielführend sein könnte, statt sich über die Gegebenheiten am Arbeitsplatz zu ärgern.

Die folgenden Fragen sind für die Bearbeitung von Konflikten im Jobcoaching hilfreich:

- Wie können Klient*innen sich selbst und ihre Bedürfnisse ernst nehmen und gleichzeitig die Sicht der anderen respektieren?
- Wie können Klient*innen ihre Bedürfnisse aussprechen, ohne das Gegenüber abzuwerten?
- Welches sind die Erwartungen der Vorgesetzten und wie können die Klient*innen diesen entsprechen? Wollen sie diesen überhaupt entsprechen?
- Welche Auswirkungen hat es, wenn Klient*innen ihr Verhalten nicht ändern?
- Was wäre in sechs Monaten, wenn die Situation so bleiben würde, wie sie ist? Was in sechs Jahren?
- Welche höheren Ziele sprechen für eine Verhaltensänderung (finanzielle Absicherung, Aussicht auf Beförderung, Fachwissen erweitern etc.)?
- Wie können Klient*innen im Jobcoaching hinsichtlich der gewünschten Verhaltensänderung unterstützt werden?

Es kann auch sein, dass Klient*innen innere Konflikte haben, die sie im Außen bekämpfen, was sich negativ auf die Zusammenarbeit im Team und/oder mit Vorgesetzten auswirkt. Häufig nehmen sich diese Klient*innen Kritik so sehr zu Herzen, dass sie nicht adäquat darauf reagieren können. Wie dies in einem Teufelskreis münden kann, zeigt das Beispiel von Herrn Z. > Übertragungen, Seiten 60 f.

BEISPIEL

Herr Z. hat eine neue Stelle als Gärtner angetreten. Am zweiten Tag sagt ihm sein Vorgesetzter, dass er das nächste Mal nicht mehr mit den Gartenschuhen ins Geschäftsleitungsbüro eintreten solle. Dies ärgert Herrn Z. maßlos. Er wollte alles richtig machen und findet es unverhältnismäßig, dass der Vorgesetzte ihn deswegen rügt. Ansonsten hat er doch alles richtig gemacht, ist pünktlich erschienen und hat am Abend sogar etwas länger gearbeitet, nachdem ihn der Gruppenleiter darum gebeten hatte. Herr Z. ist davon überzeugt, dass die Geschäftsleitungsassistentin ihn beim Vorgesetzten verpfiffen hat, und findet es respektlos von ihr, dass ausgerechnet sie, in ihren Nylonstrümpfen, sich über etwas Dreck mokiert, wo sie doch ihren Lohn nur deshalb erhält, weil die Gärtner den ganzen Tag draußen schuften.

Herrn Z. beschäftigen diese Gedanken so sehr, dass er am nächsten Tag nicht merkt, wie er beim Abholen des neuen Einsatzplanes erneut in seinen schmutzigen Gummistiefeln das Geschäftsleitungsbüro betritt. Die Reaktion darauf ist für Herrn Z. niederschmetternd. Sein Vorgesetzter rügt ihn erneut und fragt ihn, warum er sein Verhalten nicht korrigieren könne.

Im Jobcoaching bespricht der Jobcoach mit Herrn Z. die ersten Arbeitstage: Herr Z. will alles perfekt machen, engagiert sich sehr, hofft auf viel Lob, hört aber »nur« die Kritik. Dass der Gruppenleiter ihm schon nach dem ersten Tag anerkennend auf die Schulter klopfte und er von Kollegen herzlich aufgenommen wurde, ist Herrn Z.

in der ganzen Aufregung entgangen. Durch das Gespräch stellt Herr Z. fest, dass er Fehler machen darf und es keine schlimmen Fehler waren. Er merkt aber auch, dass er mehr positives Feedback bekommt, wenn er sich darauf fokussiert, den Fehler zu beheben. Gemeinsam mit dem Jobcoach bespricht er, wie er sich das nächste Mal im Geschäftsleitungsbüro verhalten könnte.

Jobcoaches achten darauf, Konfliktdynamiken mit Klient*innen offen anzusprechen. Im Umgang mit Fehlern sind entlastende Gedanken hilfreich:

- sich vergegenwärtigen, dass alle Menschen Fehler machen,
- die Schwere des Fehlers einordnen, etwa einen Fehler erst dann als schwerwiegend zu beurteilen, wenn er sich in einem Jahr noch negativ auswirken könnte,
- klären, ob der Fehler behoben wurde oder ob der Klient sich nur auf die Kränkung fokussiert.

Feedbackregeln können Klient*innen dabei unterstützen, Vorfälle am Arbeitsplatz, die sie beschäftigen, konstruktiv anzusprechen oder sich auf Mitarbeitendengespräche vorzubereiten (siehe Abbildung 2).

Konflikte kommen in allen Arbeitsverhältnissen vor, können aber krankheitsbedingte Muster aufweisen. Werden diese im Jobcoaching bearbeitet, entlastet dies sowohl Klient*innen als auch deren Vorgesetzte. So können Konfliktdynamiken unterbrochen und Arbeitsunfähigkeiten reduziert werden.

ABBILDUNG 2

Feedbackregeln

Feedback geben	Feedback erhalten
• Feedback zeitnah geben • Passenden Zeitpunkt und Ort wählen • Persönlich und respektvoll formulieren • Verhalten konkret beschreiben • Gefühle beschreiben, die das Verhalten ausgelöst hat	• Aufmerksam zuhören und annehmen • Ausreden lassen • Nicht rechtfertigen, bei Unklarheiten nachfragen • Als Wahrnehmung der anderen Person akzeptieren und sich bedanken • Feedback im Jobcoaching analysieren

Leistungsfähigkeit

Für eine nachhaltige Integration ist es wichtig, dass die Leistung der Klient*innen mit den Leistungserwartungen ihrer Arbeitgebenden übereinstimmt. Daher wird im Jobcoaching geklärt, ob die objektiv erbrachte Leistung dem subjektiven Empfinden entspricht. Dies ist oft nicht der Fall. Eine Klientin mit wiederkehrenden Depressionen muss sich beispielsweise in Anbetracht ihrer Antriebsstörung überwinden und viel Energie aufbringen, um die geforderte (oder von sich erwartete) Leistung zu erbringen. Während einer depressiven Episode stellt schon das pünktliche Erscheinen bei der Arbeit ein Kraftakt dar, da die Mitarbeiterin zusätzlich zum reduzierten Antrieb auch das Morgentief überwinden muss. Für ihre Vorgesetzte ist Pünktlichkeit bei der Arbeit aber keine besondere Leistung, sondern wird schlichtweg erwartet. Regelmäßige Feedbackgespräche sind daher zielführend, um Diskrepanzen in der Einschätzung zu erkennen und zu besprechen. Bei Bedarf können Jobcoaches ebenfalls an diesen Gesprächen teilnehmen. > Roundtables, Seiten 127 f., 136 ff.

Es kommt oft vor, dass Vorgesetzte ungenügende Leistung nicht ansprechen, da sie Klient*innen schonen möchten. Dies ist kurzfristig entlastend, längerfristig aber nicht zielführend. Es kann zu Unstimmigkeiten im Team kommen oder ein neuer Vorgesetzter kann eine andere Haltung dazu haben. Zudem bemerken die Klient*innen meistens selbst, dass etwas nicht in Ordnung ist, was ihre Verunsicherung verstärkt. Verunsicherung wiederum löst Stress aus und beeinflusst die gesundheitliche Situation und auch die Leistungsfähigkeit negativ.

Bestehen Differenzen in der wahrgenommenen Leistungsfähigkeit, werden diese am Roundtable besprochen. Dies ermöglicht, Vereinbarungen darüber zu treffen, welche Aspekte bis wann wie verändert werden sollten. Eine Überprüfung erfolgt beim nächsten Roundtable. Häufig erkundigen sich auch die Vorgesetzten, was sie beitragen können, damit die Klient*innen die Leistung wieder erbringen können. Für Klient*innen wirkt es entlastend, wenn sie wissen, dass auch ihre Vorgesetzten eine angestrebte Veränderung aktiv unterstützen, indem sie beispielsweise zu Beginn des Arbeitstages die Arbeitsaufträge priorisieren oder häufiger Feedbacks geben. Mit solchen spezifischen Vereinbarungen können Klient*innen gezielt daran arbeiten, ihre Leistungsfähigkeit zu steigern.

Sind Leistungseinbußen durch eine Verschlechterung der gesundheitlichen Situation begründet, können Jobcoaches mit den Klient*innen und in Absprache mit Behandelnden vorübergehende Anpassungen am Arbeitsinhalt besprechen und zusammen mit Vorgesetzten diskutieren. Beispiele für solche Anpassungen können sein:

- Für den nächsten Beurteilungszeitraum wird vereinbart, dass der Klient ein Viertel weniger Aufträge erledigt, da die Qualität im Fokus steht.
- In einem 24-Stunden-Betrieb wird organisiert, dass die Klientin während eines Monats ausschließlich tagsüber arbeitet.
- Es besteht eine vorübergehende Teil-Krankschreibung von 50 Prozent. Die Krankmeldung ermöglicht es, einen temporären Ersatz fürs Team zu organisieren, und reduziert sowohl den Druck auf den Klienten als auch aufs Team.

Noch anspruchsvoller können Situationen sein, in denen die Leistung der Klient*innen zwar gut oder sehr gut ist, das *Verhalten* am Arbeitsplatz jedoch nicht den Erwartungen der Arbeitgebenden entspricht. Im Jobcoaching kann es passieren, dass Vorgesetzte uns zuerst darüber informieren, da sie verunsichert sind, wie sie Verhaltensänderungen gegenüber Mitarbeitenden ansprechen und einfordern können. Hier ist es meist sinnvoll, das Thema an einem Roundtable zu besprechen.

Besprechen Jobcoaches die Leistungsfähigkeit zusammen mit den Klient*innen und deren Vorgesetzten, können sie die Erwartungen abgleichen und bei Bedarf Vereinbarungen treffen und Anpassungen vornehmen.

Manische Symptome

Wie sich bipolare affektive Störungen auf die Berufsbiografie auswirken können und wie wichtig die Früherkennung manischer Phasen ist, zeigt das Fallbeispiel von Frau R. im Kapitel »Psychiatrische Notfälle«. Eine manische Phase fällt dem Umfeld oft durch markante Verhaltensänderungen auf. Welche Verhaltensweisen dabei erwünscht oder unerwünscht sind, ist auch durch das persönliche Umfeld und die Gesellschaft geprägt. So können vermehrte soziale Interaktionen, höhere finanzielle Ausgaben, gehobene Stimmung oder gesteigerter Antrieb je nach Ausprägung, Umstand und Umfeld auch als positiv erlebt werden. Die Klient*innen berichten rückblickend oft, wie sehr sie eine submanische Phase geschätzt haben, da ihre Energie grenzenlos schien, ohne dass negative Konsequenzen erkennbar gewesen seien. Das Leben sei in solchen Phasen »im Flow«, was sich äußerst angenehm anfühle.

Ist allerdings die Ausprägung der manischen Symptome stärker, kommen unangepasste Verhaltensweisen, soziale Enthemmung, erhöhte Reizbarkeit und/oder Größenideen dazu, was im Arbeitskontext rasch negativ auffällt. Bei länger andauernden, unbehandelten Phasen können solche Verhaltensweisen zu Verwarnungen (Abmahnungen) oder gar Kündigungen führen. Im Jobcoaching wird in diesen Fällen in Zusammenarbeit mit Behandelnden zeitnah entschieden, ob eine Krankschreibung sinnvoll ist, wie diese kommuniziert und wie die Behandlung adaptiert wird.

Flacht die manische Phase ab, folgt meistens die Scham. Zudem zeigen sich die Auswirkungen wie finanzielle Einbußen oder gekränkte Kolleg*innen und Vorgesetzte. Die Klient*innen realisieren nun, was alles passiert ist, wie stark sie aufgefallen sind und vielleicht auch, dass sich die Beziehung zu einzelnen Personen geändert hat. Es ist jetzt wichtig, dieses Thema im Jobcoaching aufzugreifen. Es kann zielführend sein, die Ereignisse einer manischen Phase am Arbeitsplatz im Nachgang mit Vorgesetzten und im Team zu besprechen. Solche Meetings bereiten Jobcoaches mit den Klient*innen und Behandelnden gründlich vor.

Während einer manischen Phase ist es meist sinnvoll, wenn sich die Klient*innen vom Arbeitsplatz fernhalten und krankgeschrieben werden. Nach einer manischen Phase klären Jobcoaches, ob es Gespräche mit Vorgesetzten und/oder Teamkolleg*innen braucht, um mögliche negative Auswirkungen zu verhindern.

Mobbing und Bossing

Nicht immer leicht einzuschätzen sind Mobbingvorwürfe. Einige Klient*innen sprechen von Mobbing in Zusammenhang mit Kritik, die aus ihrer Sicht ungerechtfertigt ist. Aber nicht hinter jeder Auseinandersetzung verbirgt sich tatsächlich ein Mobbing. Jobcoaches klären dies am besten gleich zu Beginn der Beratung.

BEISPIEL

Frau B. berichtet im Erstgespräch, dass sie gemobbt werde. Man schikaniere sie gezielt und kritisiere sie wegen Kleinigkeiten, obwohl sie sich große Mühe gebe. Zudem reden ihre Kollegen und Kolleginnen hinter ihrem Rücken über sie und laden sie weder zur gemeinsamen Kaffee- noch zur Mittagspause ein. Frau B. ist außerdem davon überzeugt, dass die Vorgesetzte ihr mit Absicht Informationen vorenthalte. Die Anhaltspunkte hierzu notiert sie sich seit Wochen in einem Tagebuch.

Frau B. kann immer schlechter schlafen, hat morgens Angst, zur Arbeit zu gehen, und verspürt häufig Bauch- und Kopfschmerzen. Sie wird über das Kriseninterventionszentrum einem Jobcoach zugewiesen. Frau B. wünscht sich, dass er ihr hilft. Jemand müsse nach dem Rechten schauen.

Handelt es sich in der Tat um eine Mobbingsituation am Arbeitsplatz, ist ein Jobcoaching ungeeignet, da es sich um einen Straftatbestand handelt, der juristisch überprüft werden muss. Die Arbeitgeberin ist gesetzlich verpflichtet, die Persönlichkeit ihrer Mitarbeitenden zu schützen. Sie darf Mobbing nicht dulden, sonst verletzt sie ihre Fürsorgepflicht.

Häufig schildern Klient*innen Opfer-Täter-Konstellationen und sprechen von »Mobbing« (durch Kollegen*innen) oder »Bossing« (durch Vorgesetzte). Sie erleben sich in dieser Situation hilflos und ungerecht behandelt und wünschen sich einen »Retter«, der für Ordnung sorgt. Sie erhoffen sich, dass der*die Jobcoach*in die Situation mit Vorgesetzten oder Kolleg*innen regelt. Die anderen sollen sich ändern. In ungünstigen Konstellationen kommen noch Behandelnde hinzu, die diese Vorgehensweise unterstützen und ebenfalls Druck auf die Jobcoaches ausüben. Diese Konstellation bedarf einer sorgfältigen Auftragsklärung. Ziel ist eine gemeinsame Lösung, nicht die Beurteilung, wer im

Recht ist. Im Jobcoaching wird auch das Verhalten der Klient*innen hinterfragt, denn in der Regel verändert sich die Umwelt, wenn Klient*innen anders reagieren. > Dramadreieck, Seiten 106 ff.

Äußern Klient*innen im Jobcoaching einen Mobbing- oder Bossingvorwurf, klären Jobcoaches zuerst, welche Ziele die Klient*innen haben und ob sie auch in Erwägung ziehen, das eigene Verhalten zu ändern. Dabei kann man verschieden vorgehen:

- Klient*innen und Jobcoaches besprechen Situationen, die als schwierig empfunden werden. Gemeinsam erarbeiten sie Ansatzpunkte für Verhaltensveränderungen und überprüfen deren Wirkung in der Realität.
- Verhalten sich Klient*innen auch im Jobcoaching auffällig, geben Jobcoaches offen Feedback zum Verhalten und zur Wirkung. Sie besprechen, dass Verhaltensauffälligkeiten eine Auswirkung auf die Positionierung im Team haben, und erarbeiten Handlungsmöglichkeiten. Sie prüfen beispielsweise, ob das Verhalten veränderbar ist oder, falls nicht, ob und wie es sinnvoll wäre, dies am Arbeitsplatz offen zu kommunizieren.
- Personen, die sich gemobbt fühlen, ziehen sich häufig zurück. Der fehlende Kontakt mit den Kolleg*innen verstärkt die Problematik meistens. Deshalb lohnt es sich, den Klient*innen dies aufzuzeigen und Interventionen zu besprechen, die den Kontakt im Team fördern (Small Talk über Themen wie Freizeit, Urlaub oder Familie u. Ä.). Wenn gemeinsam Fragen an Kolleg*innen vorbereitet und im nächsten Jobcoaching besprochen werden, ist die Chance höher, dass die Klient*innen mit ihren Kolleg*innen in einen besseren Kontakt kommen.
- Je nach Situation kann ein Roundtable am Arbeitsplatz sinnvoll sein. Hierzu überlegen sich Klient*in und Jobcoach*in, ob sich eine Offenlegung der Erkrankung nachteilig auswirken oder ob dies eine sinnvolle Maßnahme zur Klärung und Entlastung am Arbeitsplatz sein kann.

Sehen Klient*innen die Erklärung ihrer Situation ausschließlich außerhalb ihres Einflussbereichs, ist ein Jobcoaching in der Regel nicht zielführend.

Motivation

Das Thema »Motivation« wird oft durch Auftraggebende angesprochen. Sie fragen bei Jobcoaches nach: Ist Herr S. motiviert bei der Stellensuche? Nimmt Frau M. motiviert am Jobcoaching teil? Es ist nachvollziehbar, dass Auftraggebende die Zweckmäßigkeit des Jobcoachings sicherstellen wollen. Aber woran erkennen Jobcoaches, ob Klient*innen motiviert sind? Was bedeutet es, wenn beispielsweise Termine nicht wahrgenommen oder Aufträge nicht wie vereinbart erledigt werden? Sind die Klient*innen dann »unmotiviert«?

Verhaltensweisen sagen nur eingeschränkt etwas darüber aus, wie eine Person *ist,* denn ihr Verhalten kann stark vom jeweiligen Kontext bestimmt sein. Wirkt sich das Verhalten negativ auf das Jobcoaching und die festgelegten Ziele aus, liegt es in der Verantwortung der Jobcoaches, dies anzusprechen. > Zielfokussierung, Seiten 28, 31 ff., 122 f.

BEISPIEL

Zu Beginn des Jobcoachings vereinbart Frau E. mit der Jobcoachin, dass sie regelmäßig zu den Terminen erscheint und die vereinbarten Aufgaben erledigt, denn ihre Unzuverlässigkeit hat ihr sowohl in der Schule als auch während der Berufsausbildung einige Schwierigkeiten beschert. Sie will die Chance nutzen, das Thema anzugehen.

Bei den ersten drei Terminen erscheint Frau E. pünktlich, ist vorbereitet und hat die vereinbarten Aufgaben (Lebenslauf überarbeiten, Inserate suchen und Entwurf für Bewerbungsschreiben erstellen) erledigt.

Danach erscheint sie nicht zum vereinbarten Termin und ist für die Jobcoachin nicht erreichbar. Da sie keine Anrufe, WhatsApp-Nachrichten und Mails beantwortet, macht sich die Jobcoachin Sorgen und kontaktiert gemäß Abmachung, die sie mit Beginn des Jobcoachings mit Frau E. getroffen hatte, deren Behandlerin. Diese lädt nach Absprache mit Frau E. die Jobcoachin zur nächsten Therapiesitzung ein.

Der Termin in der Praxis ist für Frau E. schwierig. Mit Unterstützung der Therapeutin gelingt es ihr jedoch, sich mitzuteilen. Sie schämt sich und denkt, versagt zu haben. Sie fühlt sich überfordert und hat den Eindruck, dass sie mehr Struktur braucht. Ihre gesetzliche Beiständin hat ihr ein intensives Programm der Arbeitslosenversicherung empfohlen, mit dem sie täglich in der Stellensuche unterstützt wird, und bereits einen Platz reserviert. Frau E. hatte sich nicht getraut, dies der Jobcoachin mitzuteilen.

Die Jobcoachin bedankt sich für die Offenheit und würdigt Frau E.s Lösungsstrategie im Hinblick auf das Programm der Arbeitslosenversicherung. Das Jobcoaching kann in diesem Roundtable auf eine gute Art und Weise abgeschlossen werden. Sie vereinbaren, dass Frau E. sich melden kann, wenn sie nach dem dreimonatigen Programm das Jobcoaching wieder aufnehmen möchte.

Das Nichteinhalten von Abmachungen mit mangelnder Motivation zu erklären, ist in der Regel nicht zielführend. Hilfreicher ist es, die Gegebenheiten anzusprechen und über Gründe und Funktionen des Verhaltens sowie über mögliche Lösungen zu sprechen.

Pausen und Firmenanlässe

Schwierigkeiten bei der sozialen Integration können sich am Arbeitsplatz sowohl bei der Pausengestaltung als auch bei Firmenanlässen zeigen. Viele Klient*innen verzichten auf Pausen, da sie im Umgang mit Menschen verunsichert sind. Klient*innen mit einer Antriebsstörung machen oft keine Pausen, da sie nach einer Unterbrechung Schwierigkeiten haben, die Arbeit konzentriert wieder aufzunehmen.

Der Verzicht auf Pausen wirkt sich langfristig negativ auf Konzentration und Energie aus. Zudem entfallen persönliche Kontakte, die eine Energiequelle darstellen und positive Zuwendung ermöglichen. In Pausen werden zudem oft informell wichtige Arbeitsinformationen ausgetauscht. Im Jobcoaching helfen beim Thema »Pausengestaltung« Übungen zum Thema Small Talk.

Überfordert es die Klient*innen (noch), die Pause mit Kolleg*innen zu verbringen, besprechen wir, wie sie trotzdem eine Pause einlegen können. In diesen Fällen ist die Kommunikation darüber wichtig, damit die Kolleg*innen das Verhalten nicht auf sich beziehen.

Als Jobcoaches erkundigen wir uns auch nach Firmenanlässen. Klient*innen, die solche Events meiden, sprechen das Thema im Jobcoaching oft nicht an, sondern melden sich für den Anlass ab oder sind an diesem Tag krank. Wir ermuntern die Klient*innen, an den Anlässen teilzunehmen, und besprechen diese zuvor. Teilweise kommt es auch zu einem Kompromiss und die Klient*innen nehmen nicht den ganzen Tag teil. Dies klären wir jeweils mit den Vorgesetzten.

Eine mögliche Intervention ist, Klient*innen zu bitten, über einen Zeitraum hinweg ihre Energiekurve aufzuzeichnen. Die gemeinsame Auswertung dieser Beobachtungen kann Änderungen der Arbeitsorganisation anregen, zum Beispiel vorab zu planen, wann Aufgaben erledigt werden, die eine hohe Konzentration erfordern. Oder zwischen welchen Meetings die Möglichkeit für eine kurze Achtsamkeitsübung besteht, wann eine aktive Pause eingelegt werden kann oder wie Klient*innen entspannter bei der Arbeit bzw. zu Hause ankommen können. Die Klient*innen üben so den Umgang mit ihrem Energiehaushalt.

Klient*innen sprechen Pausen und Firmenanlässe häufig nicht an. Es lohnt sich oft, sich danach zu erkundigen und das Thema bei Bedarf zu bearbeiten.

Psychotisches Erleben

Akute Psychosen machen sich am Arbeitsplatz durch ungewöhnliches Verhalten bemerkbar. Formale und inhaltliche Denkstörungen führen dazu, dass die Leistungen drastisch sinken oder Betroffene als »seltsam« erlebt werden. Vielleicht sprechen sie intensiv über Themen, die vorher selten zur Sprache kamen. Oder sie berichten von Ideen, die nicht nachvollziehbar scheinen. Oft machen Menschen in akuten Psychosen zudem einen deutlich angespannten Eindruck.

Bei Erkrankungen aus dem schizophrenen Formenkreis ist diese sogenannte Positivsymptomatik meist augenfälliger als die Negativsymptomatik, die sich in reduziertem Ausdruck und in Apathie bemerkbar macht. Die vermeintlich weniger drastischen Negativsymptome sind aber für die Klient*innen ebenso einschränkend wie die für Außenstehende rascher auffallenden Positivsymptome.

Zu Beginn des Jobcoachings werden unter solchen Ausgangslagen die individuellen Frühwarnzeichen besprochen. Vielen Klient*innen ist es zum Beispiel ein Anliegen, eine (erneute) Klinikeinweisung gegen ihren Willen zu vermeiden. Dies kann gelingen, wenn die Frühwarnzeichen erkannt werden und rechtzeitig darauf reagiert wird. Beobachten Jobcoaches ein Verhalten, das ihnen psychotisch erscheint, teilen sie dies zeitnah Klient*innen sowie Behandelnden mit. Die Transparenz in der Kommunikation mit Behandelnden ist insbesondere bei Klient*innen mit einer paranoiden Schizophrenie unerlässlich. > Notfälle, Seiten 34 ff.

In akuten Phasen wird mit Klient*innen und deren Behandelnden entschieden, ob eine vorübergehende Arbeitsunfähigkeit zur Entlastung der Klient*innen sowie ihren Arbeitgebenden angebracht ist. Arbeiten Klient*innen während einer akuten psychotischen Phase, ist es oft sinnvoll, die Ereignisse im Nachgang mit Vorgesetzten und dem Team zu besprechen. Auch diese Meetings sollten mit Klient*innen und Behandelnden vorbereitet werden. > Netzwerkarbeit, Seiten 127f., 142 ff.

Bei vorliegender Diagnose aus dem schizophrenen Formenkreis empfiehlt es sich, zu Beginn des Jobcoachings mit Klient*innen und deren Behandelnden Frühwarnzeichen zu definieren und das Vorgehen bei einer akuten Verschlechterung gemeinsam zu klären. Werden Verhaltensänderungen zeitnah mit Klient*innen und Behandelnden besprochen, können frühzeitig entsprechende Maßnahmen initiiert werden.

Selbstwertgefühl

Ein stabiles Selbstwertgefühl fördert die psychische Gesundheit, ein geringes Selbstwertgefühl wirkt sich negativ aus. Der berufliche Erfolg ist häufig eng mit dem Selbstwerterleben verknüpft. Läuft es beruflich wie gewünscht, steigert dies den Selbstwert. Im Jobcoaching sind Abwärtsspiralen jedoch häufiger: Ein beruflicher Misserfolg nagt am Selbstwert und wirkt sich negativ auf die Gesundheit aus, was wiederum die Entstehung einer psychischen Erkrankung begünstigt. Dies beeinflusst die berufliche Leistungsfähigkeit negativ, was erneut den Selbstwert tangiert und wiederum die psychische Gesundheit schwächt. Bei Menschen mit einer depressiven Erkrankung oder Persönlichkeitsstörung lohnt es sich meist, das Thema im Jobcoaching intensiv zu bearbeiten, da ihre Schwierigkeiten häufig mit einem stark verminderten Selbstwertgefühl zusammenhängen. > Fordernde Klient*innen, Seiten 109 ff., 112

Wie sich die enge Verknüpfung von Selbstwert und Arbeitsleistung auf die psychische Gesundheit auswirken kann, zeigt das Beispiel von Herrn M.

BEISPIEL

Herrn M. war es schon immer wichtig, erfolgreich zu sein. Schon als Schüler war er von sich enttäuscht, wenn er einmal nur eine durchschnittliche Note erzielte oder beim Sport nicht zu den Siegern gehörte. Sein Jurastudium schloss er mit »summa cum laude« ab und fand rasch in einer renommierten, international ausgerichteten Anwaltskanzlei seine Traumstelle. Er arbeitete viel und war auf dem besten Weg, in der Kanzlei zum Partner befördert zu werden.

Für ihn war alles in bester Ordnung, bis ihn seine Freundin verließ, mit der er eine Familie gründen wollte. Er schämte sich dafür und sprach mit niemandem darüber. Er fühlte sich wertlos, war oft allein und arbeitete noch mehr als zuvor. Er nahm zahlreiche neue Mandate an. Sein Vorgesetzter war dankbar für die engagierte Mehrarbeit, worüber sich Herr M. freute. Bei der Arbeit fühlte er sich gebraucht. Zu Hause fühlte er sich einsam, trank Rotwein und schaute Serien. Ins Fitnesstraining ging er schon lange nicht mehr.

Eines Tages kam sein Vorgesetzter zu ihm und berichtete, ein wichtiger Mandant habe sich über einen Fehler von Herrn M. beschwert. Die Reklamation bestürzte Herrn M. Er sagte seinem Vorgesetzten, es müsse sich um ein Missverständnis handeln, und versprach, dem sofort auf den Grund zu gehen. Zu Hause brach er zusammen und konnte nicht mehr aufhören zu weinen. Schließlich brachte ihn sein Nachbar in die Notaufnahme, von wo aus er in eine psychiatrische Klinik überwiesen wurde.

Viele Klient*innen haben hohe Ansprüche an sich. Für sie ist es wichtig, überdurchschnittliche Leistungen zu erbringen. Im Jobcoaching fällt immer wieder auf, dass gewisse Klient*innen im Verlauf ihres Lebens zu dysfunktionalen Überzeugungen gekommen sind wie: »Ich werde nur geliebt, wenn ich etwas leiste«, »Ich bin wertlos, wenn ich mich nicht anstrenge« oder »Ich muss Außerordentliches leisten, damit ich anerkannt werde«. Es ist sinnvoll, diese Haltungen im Jobcoaching anzusprechen und zusätzlich in einer Psychotherapie zu bearbeiten, um nachhaltig einen anderen Umgang mit den eigenen Ansprüchen zu finden.

Bei Personen mit einer depressiven Erkrankung ist neben anderen Symptomen das Selbstwertgefühl massiv destabilisiert. Gemäß Stavros Mentzos (2009) basiert der Selbstwert auf drei Säulen: Selbstbild, Beziehung und Leistung. Bei fehlender Anerkennung, Verlust eines geliebten Menschen, Kritik und Verunsicherung kann das Selbstwertregulationssystem entgleisen. Sind die drei Säulen relativ ausgeglichen, pendelt sich das System nach einer Destabilisierung rascher wieder ein. Schwieriger wird es, wenn das System einseitig aufgebaut ist. Ein Teil der Klient*innen im Jobcoaching nähren ihren Selbstwert – bedingt durch ihren Lebensweg – fast ausschließlich mit Leistung. Scheitern sie beruflich, können sie das Selbstwertdefizit nicht durch andere Säulen kompensieren. Dadurch gerät der Selbstwert weiter aus dem Gleichgewicht. Dieser Prozess sollte in einer Psychotherapie aufgearbeitet werden. Im Jobcoaching kann das Modell von Mentzos besprochen und gemeinsam überlegt werden, wie die anderen Bereiche gestärkt werden könnten. Dies ist insbesondere in Phasen wichtig, in denen es beruflich noch nicht so läuft wie gewünscht.

BEISPIEL

Frau O. nimmt nach ihrer dritten stationären Behandlung in einer psychiatrischen Klinik zum ersten Mal ein Jobcoaching in Anspruch. Ihr Arzt hat ihr empfohlen, von dieser zusätzlichen Hilfe Gebrauch zu machen. Frau O. vermutet, dass sie »ein hoffnungsloser Fall« ist. Sie hat beruflich noch nie etwas erreicht, sagt sie. Oftmals hat sie ihre Stellen als Verkäuferin verloren, weil sie krank geworden ist und man ihr gekündigt hat. Die anderen Anstellungen hat sie gekündigt, da sie zu stark unter Druck geriet und die Erwartungen der Vorgesetzten nicht erfüllen konnte.

Früher hat sie ihre depressiven Phasen vertuscht. Sie hat zum Ausgleich länger gearbeitet oder am Wochenende die Büroarbeit im Laden erledigt. Ihr letzter Arbeitgeber hat dies jedoch bemerkt, da das Schließsystem elektronisch überwacht wurde. Eigentlich ist sie froh darum, denn sie hat keine Kraft mehr, um am Sonntag nachzuarbeiten. Gleichzeitig ist sie traurig, da sie davon ausgeht, dass sie zu nichts nutze und daher auch nichts wert ist.
Der Jobcoach erklärt Frau O. das oben genannte Modell vom Selbstwert. Sie besprechen, dass sie nur auf eine Säule setzt. Sie planen anschließend eine Stärkung aller drei Säulen und überlegen, welche Personen Frau O. wieder in ihr Leben einbeziehen könnte, um soziale Kontakte zu pflegen. Seither trifft sie eine achtzigjährige Nachbarin alle zwei Wochen zu Kaffee und Kuchen. Zudem besucht sie neu eine Gruppe, die ihr der Jobcoach empfohlen hat. In dieser recoveryorientierten Gruppe treffen sich Menschen, die aufgrund ihrer Gesundheit Schwierigkeiten am Arbeitsplatz oder bei der Stellensuche haben. Durch die Gespräche und die gemeinsamen Ausflüge erhält Frau O. seit Langem wieder positive Rückmeldungen. Sie erklärt dem Jobcoach, dass sie über die Komplimente der anderen Teilnehmerinnen staune und sie durchaus ernst nehmen könne, da die Gruppenmitglieder in einer ähnlichen Situation seien wie sie, anders als ihr Arzt oder der Jobcoach.
Zudem besprechen sie, wie Frau O. mit sich selbst umgeht. Oft beschimpft sie sich innerlich, was sich negativ auf ihr Selbstwertgefühl auswirkt. Dies zu merken und zu verändern, braucht Zeit und Hartnäckigkeit.
Die Suche nach einer neuen Arbeitsstelle ist für Frau O. nach wie vor mit Versagensängsten verknüpft. Der Kontakt mit der Gruppe und der Nachbarin geben ihr aber Mut, dies anzugehen. Frau O. konnte zudem Vertrauen zum Jobcoach fassen. Im letzten Gespräch traute sie sich erstmals, von ihrem lang ersehnten Berufswunsch

»Altenpflege« zu sprechen. Der Jobcoach nutzt die folgenden Gespräche, um diese Berufsperspektive mit Frau O. genauer zu klären, und plant, ein Praktikum in diesem Bereich zu suchen, damit Frau O. Erfahrungen sammeln und weiter auf ihr Ziel hinarbeiten kann.

Wenn es Klient*innen gelingt, ihren Selbstwert ein Stück weit von der Arbeitsleistung zu entkoppeln, sich realistische Standards zu setzen und Fehler zulassen, verbessern sie ihr Energiemanagement und verringern so das Risiko für Überlastung und Erschöpfung.

Bei vielen Klient*innen ist das Selbstwertgefühl eng mit der eigenen Leistungsfähigkeit verknüpft. Eine eingeschränkte Leistungsfähigkeit schwächt den Selbstwert, er kann aber durch Anerkennung von Fähigkeiten, durch soziale Kontakte und einen liebevollen Umgang mit sich gezielt wiederaufgebaut werden. Im Jobcoaching unterstützen wir diesen Prozess, was die Chance einer nachhaltigen Integration steigert.

Suizidalität

Suizidalität ist ein Thema, das verunsichert und abschreckt. Immer wieder tritt die Frage auf, ob das Thema im Jobcoaching angesprochen werden soll oder ob dies Aufgabe der Behandelnden ist. Es wird befürchtet, dass Menschen durch ein Gespräch über Suizidalität überhaupt erst auf die Idee kommen oder zu konkreten Schritten verleitet werden. Dies ist nicht der Fall. Menschen mit Suizidgedanken sind entlastet, wenn sie darüber sprechen können, und Menschen ohne Suizidgedanken bekommen keine, nur weil sie danach gefragt werden.

Viele psychische Erkrankungen gehen mit einem erhöhten Suizidrisiko einher. Daher ist es unerlässlich, Klient*innen darauf anzusprechen und innerhalb des eigenen Aufgabenbereichs zu klären, was getan werden muss, wenn Suizidalität ein Thema ist. Nicht alle Organisationen, die Jobcoaches beschäftigen, haben diesbezügliche Prozesse formalisiert. Auch als freiberufliche Jobcoaches ist es von Vorteil, das Vorgehen bei Notfällen und Suizidalität schon durchdacht zu haben, bevor eine diesbezügliche Situation eintritt. Der Austausch mit Arbeitskolleg*innen (etwa Gruppensupervision oder -intervision) ermöglicht es, vom Erfahrungsschatz anderer zu profitieren und sich bei Unsicherheiten im vertrauten Rahmen auszutauschen. Davon profitieren wenig erfahrene und erfahrene Jobcoaches gleichermaßen.

Zu Beginn eines Jobcoachings sollten die Klient*innen sowie deren Behandelnde auf das Thema Suizidalität angesprochen werden. Ist Suizidalität ein bekanntes Thema oder sind gar schon Suizidversuche in der Vergangenheit erfolgt, ist es wahrscheinlich, dass das Thema auch im Jobcoaching wieder vorkommen wird. Es entlastet die Zusammenarbeit, wenn Frühwarnsignale vorgängig geklärt werden und ein Vorgehen bei Notfällen vereinbart wird. Haben Jobcoaches im Beratungsverlauf den Eindruck, dass Suizidalität besteht, klären sie dies mit den Klient*innen und kontaktieren umgehend die Behandelnden. > Notfälle, Seiten 34 ff.

Bei Verdacht auf Suizidgedanken sprechen Jobcoaches die Klient*innen darauf an und kontaktieren bei Bedarf die Behandelnden.

Umgang mit Kritik

Auch betreffend Umgang mit Kritik befinden sich Klient*innen oft in einem Teufelskreis: Das reduzierte Selbstwertgefühl begünstigt es, Kritik auf einer persönlichen statt auf sachlicher Ebene zu verstehen. Die Klient*innen fokussieren unter diesen Umständen vor allem den erlebten Selbstwertverlust. In der Folge kommt es zu Abwertungen entweder sich selbst oder jener Person gegenüber, die die Kritik geäußert hat. Dies erschwert bis verunmöglicht es, sich inhaltlich mit der Kritik auseinanderzusetzen und den Fehler zu beheben, was meistens zu erneuter und heftigerer Kritik führt.

In Phasen, in denen Symptome wie Antriebsschwäche, Dünnhäutigkeit oder Schmerzen vermehrt auftreten, kann Kritik seitens Vorgesetzter besonders bedrohlich sein. Es lohnt sich, Rückmeldungen im Jobcoaching zu besprechen und allenfalls am Roundtable mit der*dem Vorgesetzten zu thematisieren. Das Jobcoaching bietet auch Raum, den Umgang mit Kritik zu üben. Wenn Klient*innen beispielsweise auf ihr Zuspätkommen oder eine Nichteinhaltung von Abmachungen angesprochen werden, können die Jobcoaches sie im Umgang mit kritischen Rückmeldungen unterstützen. Häufig verstehen Klient*innen, dass sie falsch *sind,* und nicht, dass sie etwas falsch *gemacht* haben. Sie befürchten, verachtet zu werden, und ärgern sich darüber, wenn sie darauf angesprochen werden. > Roundtables, Seiten 127 f., 136 ff.

Umgekehrt können Jobcoaches auch Rollenmodell für den Umgang mit Fehlern sein. Kritisieren Klient*innen ihre Jobcoaches, können diese einen konstruktiven Umgang mit Kritik vorzeigen. Im besten Fall lernen Klient*innen davon und setzen dies für sich selbst ebenfalls um.

Im Jobcoaching ist es wichtig, dass die Klient*innen einen sachlichen Umgang mit Fehlern und Kritik lernen. Jobcoaches können im offenen Ansprechen eigener Fehler oder Fehleinschätzungen ein wichtiges Modell darstellen.

Herausforderungen als Jobcoaches

Jobcoaches sind oft mit herausfordernden Situationen und Gefühlen konfrontiert. Wir möchten Themen beleuchten, die wir oft im Arbeitsalltag antreffen.

Aggressives Verhalten

Klient*innen befinden sich in herausfordernden Situationen: Sie müssen vielleicht zum ersten Mal in ihrem Leben eine psychotherapeutische Behandlung in Anspruch nehmen, haben eine psychiatrische Diagnose erhalten, unter Umständen war ein stationärer Aufenthalt nötig. Manche wurden sozial auffällig, waren lange krankgeschrieben und haben aufgrund einer längeren Abwesenheit oder wegen Konflikten am Arbeitsplatz ihre Stelle verloren. Dies kann Existenzängste und das Gefühl auslösen, versagt zu haben. Viele von ihnen fühlen sich durch die Erkrankung und die Umstände degradiert, gekränkt, abgewertet und schutzlos. In solchen Situationen können aggressive Impulse gegen sich oder andere Personen auftreten. Verständnis für die Ausnahmesituation zu zeigen, entlastet sie erst einmal. Aggressionen während des Jobcoachings dürfen aber trotz allem Verständnis nicht toleriert werden.

Präventiv gegen Aggressionen wirkt:

- Transparenz und Klarheit in der Zusammenarbeit zu schaffen,
- Orientierung zu geben über Ziele und Themen des Gesprächs,
- Rahmenbedingungen zu setzen, einzufordern und selbst einzuhalten (angemessenes Verhalten im Jobcoaching, Pünktlichkeit, Einhaltung von Abmachungen etc.),
- eigene Grenzen zu spüren und bei Bedarf zu setzen,
- Klient*innen im Gespräch nicht zu überfordern, sondern Gesprächsziele, -inhalte und -tempo individuell anzupassen,

- nachzufragen, wie es den Klient*innen zum Schluss des Coachinggesprächs geht.

Auch wenn es sehr selten vorkommt, dass ein Coaching eskaliert, ist es wichtig, bei neuen Klient*innen Risiken einzuschätzen und Unsicherheiten ernst zu nehmen. Dies erfolgt unter anderem über den Austausch mit den zuweisenden Personen, Vorgesetzten, Behandelnden sowie den Klient*innen selbst. Die Körpersprache gibt weitere Informationen. Eine nach vorn gebeugte Haltung, ein starrer Blick, eine laute Stimme oder eine flache Atmung sind typische Anzeichen einer hohen Anspannung und unter Umständen einer aggressiven Stimmung. Schätzen Jobcoaches die Situation als riskant ein, sollten sie der Situation entsprechende Maßnahmen einleiten, beispielsweise:
- Bürokolleg*innen über das Gespräch im Voraus informieren,
- räumliche Bedingungen anpassen (Distanz, Sitzordnung, Fluchtwege für alle),
- zweite Person zum Gespräch einladen,
- mit dem Alarmsystem vertraut sein, falls vorhanden.

Wenn wir uns nicht sicher sind, ob unser Gegenüber seine aggressiven Emotionen kontrollieren kann, sprechen wir dies, wenn möglich, offen an. Gegebenenfalls unterbrechen wir das Gespräch (aufstehen, um ein Glas Wasser zu holen oder das Fenster zu öffnen) oder beenden die Sitzung ganz, jedoch verbunden mit dem Angebot für eine weitere Zusammenarbeit. So können Klient*innen die Erfahrung machen, dass sie die Situation beeinflussen können, wenn sie sich dabei an die Rahmenbedingungen halten, die unverhandelbar sind.

Wenn sich Jobcoaches bedroht fühlen, beispielsweise durch Äußerungen, Schreien, Gesten oder das Werfen von Gegenständen, ziehen sie eine andere Person bei, etwa Vorgesetzte. Persistiert das Verhalten, wird das Jobcoaching vorzeitig beendet.

Bei aller Empathie gegenüber Klient*innen dürfen Jobcoaches nicht tolerieren, dass diese ihre Aggressionen an ihnen oder am Mobiliar ausleben. Jobcoaches beachten ihre Grenzen und setzen sie bei Bedarf durch.

Wut

Häufiger als offene Aggression kommen im Jobcoaching subtilere Formen vor, beispielsweise zynische Bemerkungen oder wütende Schilderungen über Vorgesetzte. Wut entsteht, wenn sich Klient*innen einer Situation schutzlos ausgesetzt fühlen, sich nicht wehren können oder sie sich nicht verstanden fühlen. Meistens fühlen sich wütende Klient*innen ohnmächtig. Das Wissen darüber hilft, Empathie für ihre Sichtweise zu entwickeln. Wut als Emotion an sich ist nicht zwingend destruktiv. Jobcoaches können mit Klient*innen erarbeiten, wie sie die darin steckende Energie nutzen, idealerweise um den dahinterliegenden Konflikt anzusprechen oder zumindest um die Wohnung zu putzen oder Sport zu treiben.

Da Wut die Wahrnehmung einengt und das Handeln beschleunigt, ist es wichtig, dass sich die Wut legen kann. Ist dies geschafft, treten häufig mehr Handlungsoptionen und Sichtweisen zutage, was den Klient*innen Spielräume eröffnet und die Ohnmacht schwinden lässt. Nimmt die Wut überhand und können Jobcoaches die Reaktion sowohl verstehen als auch tolerieren, sind Jobcoaches meist auch in der Lage, Klient*innen in kurzer Zeit zu beruhigen und danach die Situation zu besprechen. In der Folge können beide gemeinsam die Frage beantworten: »Wie kann ich reagieren, damit ich mit meinem Verhalten eine hilfreiche Wirkung erziele?« Dies hilft, einen anderen Blickwinkel einzunehmen und doch der Wut ihren Platz und ihre Berechtigung zu lassen.

Wut sprechen wir – wie jedes auffällige Verhalten – im Jobcoaching an. Wir versuchen den Fokus auf die Auswirkungen der Wut zu lenken, ohne dabei die Berechtigung der Gefühle der Klient*innen in Abrede zu stellen. Wir besprechen zum Beispiel die Wirkung lauten Redens auf das

Gegenüber, indem wir Klient*innen wissen lassen, dass wir uns nicht auf die inhaltliche Botschaft konzentrieren können, wenn wir angeschrien werden. Diese Rückmeldung kann für die Klient*innen hilfreich sein, denn häufig machen sie die Erfahrung, dass ihre Anliegen nicht gehört werden – selbst wenn diese berechtigt sind. Dass ihr unangenehmes Auftreten ein Teil dazu beitragen könnte, ist den meisten nicht bewusst. Im Jobcoaching können Klient*innen üben, wie sie sich ausdrücken und sich Gehör verschaffen können, wenn sie wütend sind.

BEISPIEL

Frau K. erzählt dem Jobcoach aufgebracht, was ihr letzte Woche widerfahren ist. Sie hat sich einmal mehr über ihre Vorgesetzte geärgert, da diese ihr nicht zugehört habe. Keine einzige ihrer Ideen, wie der Umsatz im Kleidergeschäft gesteigert werden könnte, habe sie aufgegriffen. Dabei habe die Vorgesetzte sie doch ins Marketingteam geholt, um von ihren Erfahrungen zu profitieren. Und ihr Kollege sei wie immer stumm dagesessen und habe sie nicht unterstützt. Wenn sie sich mit ihm in der Rauchpause unter vier Augen austausche, zeige er jedoch Interesse für ihre Ideen.

Der Jobcoach hatte Frau K.s aufbrausende Art bereits im ersten Gespräch kennengelernt. Schon damals wurde Frau K. so laut, dass er sie bitten musste, in Zimmerlautstärke mit ihm zu sprechen. Dies irritierte Frau K. Sie fasste aber im Verlauf trotzdem Vertrauen zu ihm, fühlte sich verstanden und unterstützt. Die aktuelle Schilderung von Frau K. erinnert den Jobcoach an die erste Sitzung. Er teilt ihr dies mit und bemerkt, dass er es toll finde, dass es Frau K. trotzdem geschafft habe, eine so gute Zusammenarbeit im Jobcoaching zu erreichen.

Anschließend lädt er Frau K. ein, die Situation anhand eines Rollenspiels durchzugehen. Der Jobcoach übernimmt die Rolle des Kollegen. Er hält sich spontan die Ohren zu und erklärt, dass ihn der laute Ton überfordere. Frau K. bringt dies zum Nachdenken. Später schlüpft sie in die Rolle ihrer Vorgesetzten und reagiert ebenfalls mit erhobener Stimme, wenn sie sich aus deren Sicht an die Szene im Büro erinnert. Frau K. merkt, dass sie laut wird, wenn sie sich nicht gehört fühlt. Es geht ihr genauso wie dem Jobcoach. Sie versteht den Inhalt der Botschaft nicht, wenn sie angeschrien wird. Frau K. realisiert durch das Rollenspiel, dass ihre Lautstärke einen konstruktiven Austausch verunmöglicht. Im weiteren Jobcoaching üben sie, angepasste Rückmeldungen zu geben. Sie stellt verwundert die positive Wirkung fest.

Wenn wir anhand von Beispielen aus der Beratung oder der Arbeitswelt die Dysfunktionalität einer »wütenden Kommunikation« aufzeigen können, ist dies für Klient*innen oft hilfreich. Im Jobcoaching können Perspektivwechsel geübt und andere Verhaltensweisen ausprobiert werden. Klient*innen machen dadurch die Erfahrung, dass ihre Kernbotschaft dann gehört und darauf angemessen reagiert wird. Auch ein Reframing kann hilfreich sein, zum Beispiel die Wut mit »Engagement für etwas« zu übersetzen.

Wut tritt auf, wenn Bedürfnisse nicht berücksichtigt werden. Wütendes Verhalten verunmöglicht häufig einen konstruktiven Umgang mit der Situation. Jobcoaches sprechen diese Dynamik an, geben Feedback über die Wirkung und probieren mit Klient*innen andere Verhaltensweisen aus.

Passiv-aggressives Verhalten

Ähnliches gilt auch für passiv-aggressives Verhalten. Dies tritt meist auf, wenn sich Menschen unterlegen fühlen und Angst haben, sich offen zu äußern.

BEISPIEL

Herr U. berichtet im Jobcoaching von Momenten, in denen er seine Vorgesetzte als »unfähig« erlebe. Sie sei chaotisch und bringe durch ihre unstrukturierte Arbeitsweise das ganze Team unter Druck. Die Jobcoachin fragt Herrn U., ob er schon das Gespräch mit seiner Vorgesetzten gesucht habe. Er berichtet, dies oft gemacht zu haben, jedoch ohne Erfolg. Er spielt verschiedene Situationen vor. Seine Reaktionen bestehen vorwiegend aus zynischen Bemerkungen und nonverbalen Zeichen wie Augenrollen. Dies spiegelt die Jobcoachin und zeigt es ihm vor. Herrn U. wird bewusst, dass er der Vorgesetzten gegenüber besser klar und sachlich mitteilen sollte, wie er sich die Zusammenarbeit wünscht. Er probiert mit der Jobcoachin verschiedene Optionen aus, wie er ein klares und angemessenes Feedback geben kann.

Zum nächsten Termin erscheint Herr U. strahlend und berichtet, dass seine Vorgesetzte ihm nicht nur zugehört, sondern sich sogar für die Rückmeldungen bedankt habe. Er hat die Aufgabe bekommen, in der nächsten Teamsitzung drei Maßnahmen vorzustellen, wie die Abläufe klarer strukturiert werden können. Sie habe ihm gesagt, dass ihr Arbeitsstil auch für andere manchmal eine Herausforderung darstelle und sie gerne nächste Woche mit ihm seine Vorschläge bespreche. Herr U. fühlt sich gehört und in seinem Anliegen ernst genommen.

Viele Klient*innen sind erstaunt, wenn wir sie auf ihr passiv-aggressives Verhalten uns gegenüber ansprechen. Einige freuen sich sogar, dass ihr Verhalten als aggressiv wahrgenommen wird. Da sie sich hilflos und ausgeliefert fühlen, vermittelt ihnen dies das Gefühl, sich wehren zu können. Andere wiederum sind in Sorge, dass die Jobcoaches nun böse sein könnten. Unter diesen Umständen besprechen sie am besten konkret, ob und, wenn ja, was am Jobcoaching stört.

Passiv-aggressives Verhalten unterscheidet sich nur in der Form von aggressivem Verhalten. Es hat dieselben destruktiven Auswirkungen und sollte daher in der Beratung angesprochen und bearbeitet werden.

Chronische Schmerzen

Chronifizierte Schmerzen stellen für die Betroffenen eine starke Belastung dar und führen oft zu sozialem Rückzug. Schmerzen haben Auswirkungen auf die Psyche. Gleichzeitig beeinflusst die Psyche die Schmerzentstehung und das Schmerzerleben. Das Wissen über Schmerzen beeinflusst den Umgang damit und umgekehrt. Eine spezifische psychotherapeutische Behandlung ist daher sinnvoll und sollte bei Klient*innen mit chronifizierten Schmerzen angeregt werden. Chronisches Schmerzempfinden kann viele Ursachen haben. Schmerzen können beispielsweise Ausdruck einer Traumatisierung sein und bei einer entsprechenden Traumatherapie abnehmen.

Wird der Schmerz zunehmend zum Mittelpunkt des Erlebens, zeigt sich dies auch im Jobcoaching. Der Fokus sollte aber immer darauf liegen, wie trotz der Schmerzen die beruflichen Ziele verfolgt werden können.

BEISPIEL

Herr O. lebt seit einigen Jahren in der Schweiz, konnte aber weder beruflich noch privat Wurzeln schlagen. Die letzten fünf Jahre waren von gesundheitlichen Schwierigkeiten geprägt. Er suchte einen Arzt nach dem anderen auf, geholfen habe ihm bisher aber niemand. Schließlich wurde ihm eine hypochondrische Störung und eine rezidivierende Depression diagnostiziert. Nach monatelangen Abklärungen erhielt er eine Teilrente. Sein IV-Berater geht davon aus, dass er mit der zugesprochenen Teilrente in der Lage ist, einer

Teilzeitstelle nachzugehen. Die Jobcoachin erhält von ihm den Auftrag, Herrn O. bei der Stellensuche zu unterstützen.
Das Erstgespräch wie auch die folgenden Gespräche gestalten sich für die Jobcoachin herausfordernd. Herr O. spricht fast ausschließlich über seine Schmerzen. Er zeigt Röntgenbilder und kann nur knapp davon abgehalten werden, betroffene Körperstellen zu entblößen. Gestärkt von Feedbacks in der Teamsupervision bespricht die Jobcoachin mit Herrn O., dass sie mit ihm keine Stelle suchen wolle, wenn ihm dies körperlich schade. Sie bietet an, mit allen Beteiligten zu sprechen und das Jobcoaching zu beenden. Dies möchte Herr O. aber nicht.
Es gelingt, Herrn O. das Gefühl zu geben, dass er seine Schmerzen nicht mehr erklären oder gar beweisen muss. Die beiden vereinbaren, dass er in den folgenden Gesprächen die ersten zehn Minuten nutzen kann, um von seinen aktuellen Beschwerden zu berichten, in den restlichen fünfzig Minuten aber berufliche Themen im Fokus stehen. Die Abmachung kann Herr O. zu Beginn kaum einhalten, im Verlauf des Jobcoachings kann er sich aber zunehmend beschränken. Nach weiteren Terminen äußert er sogar den Wunsch, gleich von Beginn an über wichtige Themen, also die Stellensuche, zu sprechen.
Herr O. hat Vertrauen gefasst, dass die Jobcoachin seine Einschränkungen ernst nimmt und er keine Stelle annehmen muss, bei der er körperlich überfordert ist. Mit vertieften Gesprächen über seine beruflichen Wünsche, Stärken und bisherigen Erfahrungen entwickeln Herr O. und die Jobcoachin die Idee, Herrn O. eine Stelle in der Büroreinigung zu suchen. Diese Arbeit kann er zu Randzeiten oder am Wochenende erledigen. Um diese Uhrzeit ist üblicherweise niemand im Büro, sodass er Pausen einlegen kann, wenn die Schmerzen stärker werden. Tatsächlich finden die beiden nach einigen Wochen eine solche Stelle.

*Wenn sich die Gespräche vor allem um Schmerzen drehen, besteht die Gefahr, die eigentlichen Ziele des Jobcoachings aus dem Fokus zu verlieren. Wichtig ist, dass Klient*innen sich in ihrem Schmerzerleben ernst genommen fühlen und sich zugleich auf die vereinbarten beruflichen Ziele fokussieren können.*

Dramadreieck

Häufig begegnen wir in Jobcoachings dem Beziehungsmuster, das schon Stephen Karpman (1968) in der Transaktionsanalyse als »Dramadreieck« beschrieben hat. Dabei interagieren Opfer, Retter*in und Täter*in. Die Dynamik dieses Beziehungsmusters verleitet die Beteiligten, eine dieser Rollen einzunehmen. Je nach Situation können Positionen wechseln, das Dreieck zwischen Opfer, Retter*in, Täter*in bleibt aber immer vorhanden. Dies wirkt sich in der Regel negativ auf das Resultat des Jobcoachings aus. Können Jobcoaches aus dieser Dynamik aussteigen, stellen sich Chancen auf einen konstruktiven Verlauf ein.

BEISPIEL

Herr G. arbeitet seit knapp zehn Jahren als Projektleiter in einer Versicherung. Er erzählt, dass er stets viel Herzblut in seine Arbeit gesteckt und wichtige Erfolge für seine Arbeitgeberin erzielt habe. Seit einem Vorgesetztenwechsel ist aber nichts mehr wie zuvor. Seine frühere Vorgesetzte hatte Vertrauen in ihn und hat ihm stets freie Hand gelassen. Sein neuer Vorgesetzter hingegen will über jedes Detail informiert sein und bestimmen können – und dies, obwohl ihm das Fachwissen fehlt, da er branchenfremd ist. Herr G. fühlt sich von ihm drangsaliert. Egal, was er tue, es sei nie gut genug. Die Situation belastet ihn stark. Er kann nicht mehr schlafen, da ihn Gedanken an die Arbeit wach halten. Er hat auch keinen Appetit mehr. Auf den Gewichtsverlust ist er sogar schon von Nachbarn angesprochen worden. In seiner Verzweiflung hat er einen Arzt aufgesucht. Dieser hat ihm dazu geraten, sich Unterstützung bei einem Jobcoach zu holen, und ihm ein Arbeitsunfähigkeitszeugnis ausgestellt. Für Herrn G. ist klar: Er geht erst wieder arbeiten, wenn der Jobcoach dem Vorgesetzten die Leviten gelesen hat und er wieder ungestört seiner Arbeit nachgehen kann.

Aus Sicht von Herr G. sind die Rollen folgendermaßen verteilt: Er ist das Opfer, der neue Vorgesetzte ist der Täter und der Retter ist der Arzt. Die vorgesehene Rolle für den Jobcoach ist die des zweiten Retters. Diesen braucht er, da sein Vorgesetzter ein besonders schlimmer Täter ist.

Der Jobcoach weiß, dass die Opfer- und Täterrollen im Dramadreieck zusätzlich gestärkt werden, wenn er zum zusätzlichen Retter wird. Er bespricht mit Herrn G., dass er seinem Vorgesetzten nicht die »Leviten« lesen könne und dass dies auch nicht in seinem Sinn sei. Herr G. erzählt, dass er eigentlich vom Vorgesetzten unabhängiger und nicht auf dessen Wohlwollen angewiesen sein möchte.

In den kommenden Sitzungen erarbeiten Herr G. und sein Jobcoach Strategien, wie Herr G. bei der Arbeit wieder mehr Freiheit erhalten und sein Anliegen gegenüber dem Vorgesetzten mitteilen kann. Er schreibt ein ganzes Flipchart mit Ideen voll, die er für sich priorisieren und schrittweise umsetzen will. Herr G. bedankt sich beim Jobcoach, er habe ihm geholfen, aus seiner schwierigen Situation herauszufinden und die Dinge selbst in die Hand zu nehmen. Beiläufig bemerkt er, dass er ja auch eine neue Stelle suchen könne. Der Jobcoach ist nicht auf die Rollenverteilung eingegangen, die Rollen sind nun aber aufgeweicht.

Zum nächsten Treffen erscheint Herr G. nicht. Als der Jobcoach ihn nach einigen Tagen telefonisch erreicht, antwortet Herr G. kurz angebunden. Er habe sich das Ganze nochmals überlegt und mit seinem Arzt über die Tipps des Jobcoaches gesprochen. Dieser sei entsetzt, dass ihm nicht anders geholfen werde. Der Arzt werde den Vorgesetzten anrufen, bevor die Situation noch mehr eskaliere. Unvermittelt hat sich die Rolle des Jobcoaches im Dreieck verändert. Er ist nun zum zweiten Täter geworden. Herr G. ist das Opfer geblieben und sein Arzt nimmt die Rolle des (nun wieder alleinigen) Retters ein. Um diese Situation aufzulösen, schlägt der Jobcoach einen Roundtable mit Herrn G. und dessen Arzt vor. Im Gespräch einigen sie sich darauf, dass der Jobcoach einen Roundtable am Arbeitsplatz organisiert. Sie legen gemeinsam fest, wie der Jobcoach in diesem Gespräch Herrn G. dabei unterstützen kann, seine Anliegen gegenüber dem Vorgesetzten einzubringen.

Wenn sich Menschen in Not fühlen, suchen sie nach Verstärkung. Wenn Herr G. im Beispiel seinen Arzt zitiert, verfolgt er das Ziel, das Verhalten des Jobcoaches in die von ihm gewünschte Richtung zu lenken. Versteht der Jobcoach dies als Provokation, wird für ihn Herr G. zum Täter. Konstruktiver ist es, wenn Jobcoaches in solchen Situationen vorschlagen, mit dem Arzt Kontakt aufzunehmen, um das Vorgehen zu koordinieren.

Im Jobcoaching ist es wichtig, mit Klient*innen Ansätze zu finden, die ihre Handlungsoptionen erweitern. Bei der Zielformulierung wird darauf geachtet, dass Klient*innen die Ziele erreichen können, ohne darauf angewiesen zu sein, dass andere das tun, was sich die Klient*innen wünschen.

Erkennen Jobcoaches die Dynamik eines sogenannten Dramadreiecks, ist das gewinnbringend, um aus der Dynamik auszusteigen und mit den involvierten Parteien konstruktive Lösungen zu suchen.

Fordernde Personen

Einige Klient*innen bringen Jobcoaches unter Druck. Dies kann auf unterschiedliche Art und Weise erfolgen, kann subtil oder sehr deutlich sein. Der eine Klient wertet ab, die andere Klientin beginnt laut zu schluchzen, wiederum eine andere Person schimpft. Allen gemeinsam ist, dass es für Jobcoaches unangenehm wird. Wichtig ist es, in dieser Situation bewusst konstruktiv zu reagieren, um eine zielführende Unterstützung bieten zu können.

BEISPIEL

Herr A. beginnt ein Jobcoaching, nachdem er seine Stelle als Lagerist verloren hat. Im Erstgespräch mit der Jobcoachin erzählt er, wie sehr er von seinem ehemaligen Vorgesetzten gekränkt worden sei. Dabei habe er immer sein Bestes gegeben. Er habe früher schon einmal ein Coaching absolviert. Dieser Coach habe ihm nicht helfen können, das Geld aber trotzdem einkassiert. Seine Ärztin hingegen sei ein Geschenk des Himmels. Ohne sie würde er wohl nicht mehr leben. Herr A. erwähnt, dass die Jobcoachin auf ihn sehr jung wirke, und er hoffe, dass sie trotzdem ausreichend Erfahrung habe mit der Arbeitswelt, um ihm helfen zu können.

Im Verlauf sucht die Jobcoachin intensiv nach einer Stelle für Herrn A. Trotz ihres großen Engagements folgen nur Absagen. Sie fühlt sich schlecht, weil sie nicht erfolgreich ist. Zudem fällt es ihr immer schwerer, Herrn A. in den Akquisegesprächen attraktiv anzupreisen. Das Jobcoaching mit ihm wird ihr zunehmend unangenehm. Die Ärztin meldet sich und befürchtet, dass Herr A. wieder in eine depressive Episode rutscht, wenn er nicht bald eine Stelle bekommt. Der Austausch mit der Ärztin verstärkt bei der Jobcoachin die negativen Gefühle, und als der IV-Berater sich per Mail nach dem Verlauf der Stellensuche erkundigt, verspürt sie einen Kloß im Hals. Sie denkt, versagt zu haben.

Obwohl sie sich schämt, bespricht sie die Situation in der Intervision. Durch den Austausch mit den Teamkolleg*innen stellt sie fest, dass in diesem Jobcoaching vor allem sie es ist, die sich aktiv um die Stellensuche bemüht. Herr A. hingegen macht – außer, sie unter Druck zu setzen – eigentlich nichts. Die Jobcoachin merkt, dass sie ihr Vorgehen ändern muss.

Sie bespricht den Verlauf mit Herrn A. und sagt ihm, dass die Fortsetzung der bisherigen Strategie wenig Aussicht auf Erfolg habe und sie sein Mitwirken benötige. Sie klären zusammen, welche Leistungen sie von ihm braucht und welche Verantwortlichkeiten bei ihr verbleiben. Sie erstellen eine Liste mit allem, was nun zu erledigen ist, und überprüfen sie in der Folge regelmäßig. Dabei fällt auf, dass Herr A. eine Rechtschreibschwäche hat, was ihm sehr unangenehm ist. Da die neue Strategie die Zusammenarbeit zwischen den beiden fördert, werden Herrn A.s Interesse an Pflanzen sowie sein handwerkliches Geschick zum Thema. Sie weiten die Stellensuche daher auf Gartencenter und Baumärkte aus. Kurz darauf wird Herr A. zu einem Vorstellungsgespräch eingeladen.

Das Beispiel zeigt, dass Jobcoaches manchmal aus Druck in eine dysfunktionale Zusammenarbeit geraten, ohne dies sofort zu durchschauen. Erst wenn dieser Prozess bewusst wird, kann eine Klärung und zielführende Kooperation erfolgen.

Menschen mit einer narzisstischen Thematik »lösen« ihr Selbstwertdefizit dadurch, dass sie sich in besonders vorteilhaftem Licht darzustellen versuchen. Dies kann so erfolgreich gelingen, dass eine kritische Überprüfung der eigenen Fähigkeiten durch sie selbst oder durch andere Personennicht mehr möglich ist. Die Umgebung überschätzt in der Folge häufig die Leistungsfähigkeit, was irgendwann zu Enttäuschungen auf beiden Seiten führt. Dies bringt Arbeitgebende und Arbeitnehmende in Not, da Kritik als eine massive Bedrohung des

Selbstwertes erlebt wird. Dieser Umstand erschwert Korrekturen, zum Beispiel die Anpassung von Leistungszielen, Arbeitsinhalten oder Verantwortlichkeiten, die für beide Seiten Entlastung bringen könnte. Stabilisieren Klient*innen ihren Selbstwert zudem damit, dass sie andere abwerten, kann das zu massiven Konflikten am Arbeitsplatz führen.
> Umgang mit Kritik, Seiten 76 f., 96 f.

BEISPIEL

Herr E. wird von seiner Ärztin für ein Jobcoaching angemeldet, es sei dringend. Er werde bei der Arbeit gemobbt, man wolle ihn loswerden. Er aber möchte seine Arbeit nicht verlieren. Er brauche einen Jobcoach mit viel Erfahrung, er sei kein Fall für einen Anfänger.

Zum Gespräch erscheint Herr E. verspätet. Er entschuldigt sich und begründet die Verspätung damit, dass die Dame am Empfang so lange gebraucht habe. Er berichtet von seinem Vorgesetzten, der seiner Ansicht nach ein falsches Führungsverständnis hat, in der Firma zu wenig durchgreift und ihn unfair behandelt. Fragen des Jobcoaches, die darauf abzielen, zu erfahren, was passiert ist, umgeht er und kommt auf Ungerechtigkeiten der Firma und andere Themen außerhalb seines eigenen Einflussbereichs zu sprechen. Herr E. wirkt bedrückt und gekränkt. Er könne nicht schlafen, da ihn diese Arbeitswelt kaputt mache. Der Jobcoach sagt ihm anerkennend, dass er es mutig finde, in dieser Situation ein Jobcoaching in Erwägung zu ziehen. Herr E. entspannt sich etwas.

Das Jobcoaching in dieser Situation ist eine Gratwanderung: Der Jobcoach sollte Herrn E. unterstützen und ihn nicht infrage stellen, da dies in der jetzigen Situation nicht möglich und vermutlich auch nicht zielführend wäre. Gleichzeitig ist es nicht sinnvoll, Herrn E.s Sicht ungefiltert zu übernehmen, dies verhärtet die Problematik.

Idealerweise arbeiten Behandelnde und Jobcoaches in solchen Situationen eng zusammen. Die Behandelnden besprechen mit ihren Patient*innen die Diagnose sowie deren Auswirkungen auf verschiedene Lebensbereiche und Beziehungen. Im Jobcoaching ist es sinnvoll, den Selbstwert gezielt aufzubauen, damit eine Kritikfähigkeit überhaupt möglich wird. Sind diese Voraussetzungen gegeben, wird es möglich, die Arbeitsplatzsituation differenziert zu betrachten und schrittweise zu entschärfen.

Treten Klient*innen aufgrund eines Selbstwertdefizits im Jobcoaching sehr fordernd auf, gleicht die Zusammenarbeit oft einem Balanceakt zwischen Validieren und Konfrontieren. Die Entwertungen durch Klient*innen können Jobcoaches zudem unter Druck setzen und die Zusammenarbeit behindern. Es hilft, solche Konstellationen in Inter- oder Supervisionen zu thematisieren.

Hochqualifizierte Personen

Die Zusammenarbeit mit hochqualifizierten Klient*innen wird von vielen Jobcoaches als Herausforderung beschrieben. Mitunter werden Hochqualifizierte als unkooperativ und fordernd erlebt. Sie willigen beispielsweise nicht ein, wenn Jobcoaches mit Vorgesetzten in Kontakt treten möchten, oder bewerben sich trotz Abmachung nicht auf akquirierte Stellen. Gerade Personen, die bisher schulisch wie beruflich sehr erfolgreich waren, sind oft nicht gewohnt, Hilfe anzunehmen, und reagieren ablehnend, wenn Jobcoaches Änderungen am Lebenslauf oder Bewerbungsschreiben vorschlagen. > Fordernde Klient*innen, Seiten 91, 109 f.

Manche drehen den Spieß um und kritisieren den*die Jobcoach*in für ungenügende Qualifikation oder berufliche Erfahrung. Wenn sich Jobcoaches minderwertig fühlen, weil sie im Vergleich zu ihren Klient*innen einen geringeren Bildungshintergrund oder weniger

Berufserfahrung haben, ist dies eine schlechte Basis für die Zusammenarbeit. Es kann dazu führen, dass sie für hochqualifizierte Klient*innen übermäßig viel leisten (Stellen akquirieren, Termine außerhalb der üblichen Arbeitszeiten anbieten, intensiven Mailkontakt pflegen etc.), sich rechtfertigen oder sogar die Klient*innen abzuwerten beginnen. Es empfiehlt sich daher, den Umgang mit den betreffenden Klient*innen in einer Inter- oder Supervision zu reflektieren.

Wie in allen Jobcoachings wird geäußerte Kritik auch bei hochqualifizierten Klient*innen ernst genommen und besprochen – auch wenn dies unangenehm ist. Häufig sind Klient*innen durch ihre Erkrankung und den damit einhergehenden Verlust der Arbeitsstelle, die psychiatrische Behandlung, die Anmeldung bei der Sozialversicherung und das Jobcoaching stark verunsichert. Jobcoaches können in solchen Situationen spüren, wie gekränkt sich die Klient*innen fühlen. Indem Vorwürfe der Klient*innen angesprochen werden und offen mit eigenen Unzulänglichkeiten umgegangen wird, zeigen Jobcoaches einen alternativen Umgang mit Kritik und Kränkungen. Dies hilft, die Situation zu deeskalieren.

Es kann Schwierigkeiten bereiten, mit hochqualifizierten Menschen berufliche Ziele zu finden, die attraktiv und zugleich realistisch sind. Der Vorschlag, eine oder mehr Hierarchiestufen zurückzugehen, ist häufig keine praktikable Lösung. Oft fehlt das Know-how dafür, zum Beispiel stärker operativ statt im Management tätig zu sein, oder die Tätigkeit erweist sich als ungünstig angesichts der Erkrankung. Zudem kann der Prestigeverlust die Kränkung verstärken und zu massiver Abwehr führen. Auch finanzielle Auswirkungen können Klient*innen davon abhalten, ihr Jobprofil anzupassen. In dieser Situation brauchen sie Erfolgserlebnisse, die durch Teilziele ermöglicht werden. Im Sinne des Empowerments wird Wert auf die Stärkung der Autonomie der Klient*innen gelegt und dieses Bedürfnis als Ressource betrachtet.

Wie in allen Jobcoachings wird der Unterstützungsbedarf auch bei Hochqualifizierten individuell ermittelt. Je nach Indikation schlagen Jobcoaches entsprechende Unterstützungsmaßnahmen vor und klären den Rahmen ihrer Beratung. So bestimmen Klient*innen, welche Hilfe für sie nützlich ist.

Gelingt eine Kooperation, reagieren hochqualifizierte Klient*innen in der Regel schnell und konstruktiv auf Interventionen. Zudem verfügen sie oft über ein ebenfalls gut qualifiziertes Netzwerk, das für die erforderliche berufliche Neuorientierung oder Stellensuche genutzt werden kann.

Hochqualifizierte Klient*innen beeindrucken viele Jobcoaches. Fühlen sie sich dadurch jedoch minderwertig, sollte dies in einer Inter- oder Supervision bearbeitet werden. Der Jobcoachingauftrag bleibt auch bei dieser Klientengruppe derselbe: Jobcoaches aktivieren Ressourcen, stärken den Selbstwert und fokussieren sich auf kleine, erreichbare Ziele.

Kränkung

Erkrankung und *Kränkung* sind nicht nur sprachlich eng verwandt. Eine Erkrankung kann kränken, wie auch eine Kränkung krank machen kann. Eine psychische Erkrankung hat oft weitreichende Auswirkungen und verändert zuweilen massiv den Blick auf die eigene Lebensgestaltung und die berufliche Karriere. Sie geht einher mit der Zerstörung von Idealen, mit dem Aufgebenmüssen beruflicher und privater Ziele, mit einer Einschränkung von Leistungsfähigkeit und Belastbarkeit. Dies hat wiederum negative Auswirkungen auf das Selbstwertgefühl. > Selbstwert, Seiten 91 ff., 96 f., 114

Viele Klient*innen erleben die psychische Erkrankung als Demütigung und sind mit den damit verbundenen Gefühlen von Trauer, Scham, Angst, Verzweiflung, Schmerz und Wut oft überfordert. Häufig werden diese Gefühle beiseitegedrückt, kommen aber unversehens hoch, wenn es darum geht, den Lebenslauf zu bearbeiten oder Stellenausschreibungen zu suchen. Dies kann Blockaden, Entwertungen anderer Personen oder Irritationen in der Beziehung zum*zur Jobcoach*in zur Folge haben, zum Beispiel aktiv- oder passiv-aggressives Verhalten. > Aggressives Verhalten, Seiten 98 ff.

Es ist verständlich, dass es schwerfällt, sich von Zukunftsvorstellungen und Wünschen zu verabschieden. Diese Situation ist mit einem Trauerprozess nach einem schweren Verlust vergleichbar. Klient*innen müssen lernen, mit den veränderten beruflichen und privaten Umständen, den Symptomen und gegebenenfalls der Medikation umzugehen. Die Erkrankung zu verarbeiten, ist grundsätzlich ein Thema, das in der Psychotherapie bearbeitet wird. Fällt den Jobcoaches auf, dass Klient*innen wegen der Kränkung Schwierigkeiten haben, sprechen Jobcoaches das Thema an. Verständnis und die Ermunterung, sich ihren Behandelnden anzuvertrauen, helfen, die Kränkung zu verarbeiten.

Haben Klient*innen die Kränkung über die psychische Erkrankung noch nicht verarbeitet, kann dies zu Störungen im Jobcoaching und bei der Arbeit führen. Das Thema sollte angesprochen und in der Psychotherapie bearbeitet werden.

Misserfolge

Wenn Jobcoaches Menschen bei der Überwindung von Schwierigkeiten im Arbeitsleben unterstützen, kommen sie zum Teil in Situationen, die auch für sie selbst belastend sind: Klient*innen erhalten Absagen auf ihre Bewerbungen oder es wird ihnen gekündigt. Beraten Jobcoaches Klient*innen über einen längeren Zeitraum, stellen sie fest, dass es für die Klient*innen wichtig ist, durch das Jobcoaching in diesen herausfordernden Situationen Unterstützung zu erhalten. Diese Misserfolge ermöglichen rückblickend aber oft wichtige Entwicklungsschritte für den weiteren Verlauf.

Wenn sich im Jobcoaching abzeichnet, dass keine passende Stelle gefunden werden kann, werden die Gründe dafür mit Klient*innen sowie den Auftraggebenden besprochen, um neue Lösungen zu finden. War beispielsweise die gesundheitliche Situation ausschlaggebend, kann eine Veränderung der Behandlung oder die Prüfung einer befristeten Rente sinnvoll sein. Als Übergangslösung während oder vor der Stellensuche kommen auch Programme der Arbeitslosenversicherung oder Freiwilligenarbeit infrage, um Zeit für eine Stabilisierung zu gewinnen.

Bei Stellenverlust unterstützen Jobcoaches die Klient*innen darin, einen versöhnlichen Abschluss für sich und möglichst auch mit den Arbeitgebenden zu finden. Dies ist einerseits wichtig für den Selbstwert, andererseits aber auch für die weitere Stellensuche, denn Klient*innen sind auf ein faires Arbeitszeugnis und eine wohlwollende Referenz angewiesen. Wie der Abschluss gestaltet wird, ist individuell verschieden und abhängig von den Umständen. Grundsätzlich ist ein persönliches Gespräch mit den Vorgesetzten und/oder Personalverantwortlichen sinnvoll. Eine Kündigung sollte durch Vorgesetzte persönlich mitgeteilt und nicht via Jobcoach ausgerichtet werden, da es sich um eine Entscheidung seitens Arbeitgebender handelt, die sie auch begründen sollten. Jobcoaches bieten Klient*innen an, diese Gespräche gemeinsam vorzubereiten und bei Bedarf zum Termin zu begleiten.

Mit Rückschlägen wie dem Verlust einer Stelle, einer nicht erfolgreichen Stellenvermittlung oder vorzeitigen Abbrüchen aufgrund der gesundheitlichen Situation lernt jede*r Jobcoach*in individuell umzugehen. Neben Maßnahmen wie regelmäßigen Inter- und Supervisionen entlastet auch der informelle Austausch im Team. Wer nicht in ein Team eingebunden ist, tut gut daran, Kontakte zu Berufskolleg*innen herzustellen. Ein Ausgleich zwischen Arbeit und Freizeit hilft zudem, mit Belastungen des Arbeitslebens umzugehen. Die Distanz zur Arbeit macht es einfacher, Risikofaktoren aufmerksam im Auge zu behalten.

Oft ändert sich auch die Bedeutung einer schwierigen Situation im Nachhinein. Ein Klient ist dann vielleicht rückblickend froh, dass ihm gekündigt wurde, da er später eine passendere Stelle gefunden hat. Eine andere Klientin hat sich aufgrund der Kündigung nochmals einem Entzug gestellt, was für ihr weiteres Leben wichtig war.

Es gehört zu den Aufgaben im Jobcoaching, herausfordernde Situationen gemeinsam mit Klient*innen zu lösen. Dies ist mitunter in der Situation für beide Seiten frustrierend. Belastende Situationen können in Inter- und Supervision mit anderen Jobcoaches besprochen werden.

Rollen als Jobcoach*in

Die Rollen von Jobcoaches sind breit gefächert. Dies macht die Arbeit abwechslungsreich und anspruchsvoll zugleich. In erster Linie sind Jobcoaches *Berater*innen,* und dies sowohl für Arbeitnehmende als auch für Arbeitgebende und gegebenenfalls für Teammitglieder. Zum Aufgabenspektrum gehört zudem der Kontakt zu Auftraggebenden, Behandelnden sowie involvierten Versicherungen und Beratungsstellen. Somit bestehen im Jobcoaching Arbeitsbeziehungen zwischen verschiedenen Anspruchsgruppen. Jede Gruppe bringt ihre spezifischen Erwartungen ans Jobcoaching mit ein, was sich auf die Zusammenarbeit auswirkt.
> Netzwerkarbeit, Seiten 127 f., 142 ff.

Jobcoaches unterstützen Klient*innen dabei, ein spezifisches berufliches Integrationsziel (Arbeitsplatzakquise bzw. -erhalt) umzusetzen. Case Manager*innen koordinieren den Genesungsverlauf – dies vorwiegend bei komplexen Fragestellungen. Im Rahmen ihres Auftrags können Jobcoaches ebenfalls *Case-Management-Aufgaben* übernehmen. Sie sind mit verschiedenen Stellen in Kontakt und koordinieren den beruflichen Wiedereinstieg der Klient*innen. Ist zusätzlich ein*e Case

Manager*in einer Versicherung involviert, ist die Rollen- und Auftragsklärung wichtig. Explizite Vereinbarungen minimieren Missverständnisse. Wichtig ist dabei, sich immer die Situation der Klient*innen zu vergegenwärtigen. Haben sie das Gefühl, alle Beteiligten auf dem Laufenden halten und mit allen Involvierten über ähnliche Inhalte sprechen zu müssen, wird dies eher zur Belastung als zur Entlastung führen. Stattdessen sollten Synergien genutzt und Aufgaben aufgeteilt werden. Case Manager*innen kümmern sich beispielsweise um Terminkoordination für den Roundtable, klären versicherungstechnische Aspekte und initiieren, wenn nötig, weitere Behandlungen. Währenddessen fokussieren sich Jobcoaches auf Themen im Arbeitsbereich und erarbeiten mit Klient*innen Strategien, die der beruflichen Integration dienen.

Unabhängig davon, ob ein Case Management involviert ist oder nicht, sind Jobcoaches in beschränktem Umfang auch *Fachpersonen für versicherungstechnische und rechtliche Fragen.* Jobcoaches kennen die Gesetzeslage rund um die Themen von Invalidität, Arbeitslosigkeit, Sozialhilfe, Renten sowie Arbeitsrecht grundlegend und wissen, wann sie Expert*innen im entsprechenden Bereich hinzuziehen müssen, damit Klient*innen qualifiziert beraten werden können.

Jobcoaches sind auch *Verkäufer*innen und Networker*innen,* wenn es darum geht, Stellen für Klient*innen zu akquirieren. Es ist möglich, dass die gemeinsame Überarbeitung von Bewerbungsunterlagen und der Austausch über geeignete Stellen bereits ausreichen, damit Klient*innen eine Stelle finden. Dies ist eher der Fall, wenn Klient*innen ein hohes Funktionsniveau aufweisen: Klient*innen mit wenig Symptomen (etwa leichte Angst), relativ guter Leistungsfähigkeit und hoher Sozialkompetenz, die keine Lücken oder andere Auffälligkeiten im Lebenslauf haben, können auch ohne aktive Hilfe eines*einer Jobcoach*in eine Stelle finden.

Für einen beträchtlichen Teil der Klient*innen trifft diese Ausgangslage jedoch nicht zu. Für sie ist es umso wertvoller, wenn auch

Jobcoaches ihr Netzwerk nutzen und gezielt neue Kontakte aufbauen, die die berufliche Integration der Klient*innen fördern. Im Idealfall erhalten Klient*innen durch die Vermittlung der Jobcoaches die Zusage für eine Stelle. Aber auch Informationen von Arbeitgebenden sind hilfreich: Worauf muss bei Bewerbungen für angestrebte Funktionen geachtet werden? Wo ergeben sich demnächst Vakanzen? Welche Argumente sind für einen Personalentscheid in dieser Branche ausschlaggebend?

Nicht alle Jobcoaches zählen die Rolle als Verkäufer*in zu ihrem Aufgabengebiet. Manche Jobcoaches schätzen an ihrer Tätigkeit vor allem die enge Zusammenarbeit mit Klient*innen. Sie blühen in diesem 1:1-Setting auf und haben oft viel in Weiterbildungen investiert, die nahe an der Schnittstelle zur Psychotherapie liegen. Für sie kann es eine große Herausforderung sein, Stellen zu akquirieren. Diese Aufgabe erfordert eine Orientierung nach außen, die eher oberflächlich statt tiefgründig ist. Es braucht viel Networking und Hartnäckigkeit. > Arbeitsplatzakquise, Seiten 142 f.

Als selbstständige*r Jobcoach*in kann man sich (je nach Auftragslage) so positionieren, wie es zum eigenen Profil passt. Innerhalb einer Institution gibt es die Möglichkeit, dass sich nur ein Teil des Teams auf die Stellenakquise spezialisiert.

Übernehmen Jobcoaches die Verkaufsrolle, bringt dies zwei große Vorteile mit sich: Klient*innen wie auch Arbeitgebende haben eine kontinuierliche Ansprechperson. Zudem bleiben Jobcoaches auf diese Weise über Entwicklungen auf dem Arbeitsmarkt auf dem Laufenden.

Bei Jobcoaches kommt manchmal die Frage auf, wo die Grenze zwischen Psychotherapie und Jobcoaching liegt. Jobcoaches sind zuständig für den *Umgang mit den Auswirkungen psychischer Erkrankungen im Arbeitskontext.* Psychotherapeut*innen sind zuständig für die Behandlung der Erkrankung. Gewisse Themen der Klient*innen überschneiden sich allerdings. Für Klient*innen mit Angstzuständen am Arbeitsplatz spielt es keine Rolle, ob die Atemtechniken in der

Psychotherapie oder im Jobcoaching erarbeitet werden. Wenn Jobcoaches Interventionen nutzen, die auch in Psychotherapien angewendet werden, ist es wichtig, dass sie diese beherrschen und den Fokus auf die Ziele des Jobcoachings legen.

Jobcoaches übernehmen verschiedene Rollen. Es ist wichtig, die eigenen Grenzen und Stärken in Bezug auf diese Rollen und auf den Auftrag zu kennen.

Substanzabhängigkeit

Bei psychischen Erkrankungen liegt oft auch (zusätzlich) eine Substanzabhängigkeit vor. Im Jobcoaching fordern wir weder Abstinenz noch ist eine Abhängigkeitserkrankung für uns ein Ausschlusskriterium. In der Arbeitswelt gibt es viele Menschen mit einer Substanzabhängigkeit, welche die Arbeitsfähigkeit nicht tangiert. Es scheint uns aber wichtig, im Verlauf des Jobcoachings immer wieder kritisch zu prüfen, ob das selbstschädigende Verhalten weiterhin besteht und wie es sich entwickelt.

Substanzabhängigkeit stellt häufig eine Form der Selbstmedikation dar. Beispielsweise dient der Konsum von Wein oder Cannabis dazu, nach Feierabend Stress abzubauen. Oder stimulierende Substanzen werden genutzt, um verminderten Antrieb am Arbeitsplatz zu kompensieren. Dies ist kurzfristig entlastend, langfristig jedoch destruktiv. Je nachdem, wie gesundheitsschädigend das Verhalten ist, muss es mehr oder weniger dringend durchbrochen werden. Dies kann nur gelingen, wenn wir im Jobcoaching Ressourcen aufbauen, mit Behandelnden zusammenarbeiten und die Aufgaben aufteilen. Als Jobcoach*in haben wir weder Kontroll- noch Entscheidungsfunktionen. Fragen zur Arbeitsfähigkeit und einer möglichen Gefährdung der Klient*innen oder Drittpersonen klären wir mit Klient*innen und deren Behandelnden. Hierzu gehört beispielsweise die Frage nach der Fahrtüchtigkeit eines Berufsfahrers, der Beruhigungsmittel konsumiert. Wichtig ist, die Angaben der Behandelnden schriftlich festzuhalten und mögliche Vorgaben (wie etwa ein Fahrverbot) einzuhalten.

Je nach Ausgangssituation kann es sinnvoll sein, vor dem Jobcoaching eine Suchtbehandlung durchzuführen. Teilweise ist auch eine Unterbrechung des Jobcoachings zugunsten einer gezielten Behandlung im stationären Setting nötig. Dies ist der Fall, wenn Klient*innen sich und andere durch die Sucht unmittelbar gefährden, zum Beispiel im Straßenverkehr oder durch das Bedienen von Maschinen am Arbeitsplatz. Es kann aber auch ein Ziel sein, die vorgesetzte Person über die Situation zu informieren und einen Urlaub für einen Entzug anzustreben, um die Stelle langfristig zu erhalten.

Jobcoaches erkennen Anzeichen von Suchtproblemen, indem sie auf Veränderungen des Gesundheitszustandes achten. Folgende Verhaltensweisen können Hinweise geben:

- Zunahme von Unpünktlichkeit, Nichteinhaltung von Abmachungen, Terminversäumnisse,
- übermäßiger Gebrauch von Duftmitteln, um die Alkoholausdünstungen zu überdecken,
- verändertes Kontaktverhalten (offener, ruhiger, verschlossener, aggressiver etc.),
- Leistungsveränderungen, die in Mitarbeitenden- oder Qualifikationsgesprächen oder im Austausch mit Vorgesetzten deutlich werden,
- vermehrte Krankmeldungen.

Es kommt vor, dass eine Suchterkrankung zu Beginn des Jobcoachings nicht bekannt ist. Viele Betroffene sind darin geübt, Anzeichen zu verstecken und nach außen unauffällig zu wirken. Klient*innen deshalb unter Generalverdacht zu stellen, ist nicht sinnvoll. Wir machen gute Erfahrungen, das Thema beim Erstgespräch anzusprechen. Je offener Jobcoaches mögliche Suchtprobleme thematisieren, desto kleiner ist für Klient*innen die Hürde, darüber zu sprechen.

*Jobcoaches intervenieren, wenn der Substanzmissbrauch die Arbeitsfähigkeit einschränkt oder sie sich Sorgen um die Gesundheit der Klient*innen oder anderer Personen (im Arbeitskontext) machen. In diesen Situationen wird das weitere Vorgehen mit Klient*innen und deren Behandelnden besprochen.*

Zielorientierung

Im Jobcoaching wird ein lösungs- und zielfokussierter Ansatz verfolgt. Ziele ermöglichen es, Perspektiven zu erarbeiten, die Selbstwirksamkeit zu stärken, die Transparenz zu erhöhen und Fortschritte sichtbar zu machen (Bamberger 2022). Die Zielfokussierung erleichtert zudem die Abgrenzung von anderen Themen. Kommt ein Klient beispielsweise immer wieder auf das Thema seiner schwierigen Partnerschaftsbeziehung zu sprechen, kann dies im Hinblick auf die Ziele des Jobcoachings gut angesprochen werden. Dies hilft, dass die Jobcoachin in ihrer Rolle bleibt und nicht als »zweite Psychotherapeutin« fungiert.

BEISPIEL

Eine IV-Beraterin gibt der Jobcoachin den Auftrag, Frau N. bei der Stellensuche zu unterstützen. Das Ziel ist eine volle Stelle im erlernten Beruf als kaufmännische Angestellte. Da Frau N. fundierte berufliche Erfahrungen aufweist und ihre Depression inzwischen überwunden hat, kann sie direkt mit der Stellensuche beginnen.

Frau N. erledigt die jeweiligen Vereinbarungen und erscheint gut gelaunt zum Jobcoaching. Sie will die Erkrankung vor den potenziellen Arbeitgebern nicht offenlegen. Schon bald hat sie zwei Vorstellungsgespräche. Beide Stellen bekommt sie nicht. Sie scheint die Absagen gut wegzustecken im Sinne von: Das ist »part of the game« und hat nichts mit ihr als Person zu tun.

Rückblickend berichtet sie, dass ihr Auftreten nicht ihrem Empfinden entsprochen habe. Sie habe sich wertlos gefühlt und begonnen, vermehrt Alkohol zu trinken. Darüber sprechen konnte sie mit niemandem, auch nicht mit ihrer Behandlerin.
Der Jobcoachin fallen Veränderungen bei Frau N. auf und sie spricht sie darauf an. Frau N. fällt es schwer, über Schwierigkeiten zu sprechen, und sie ist entlastet, dass die Jobcoachin ihr keine Vorwürfe wegen ihres Suchtverhaltens macht. Die Jobcoachin besteht darauf, dass sie ihr Problem mit der Therapeutin bearbeitet. Zudem informiert sie die Versicherung über die Verschlechterung der Gesundheitssituation und plant einen Roundtable mit der IV-Beraterin für die folgende Woche. Frau N. stimmt diesem Vorgehen zu, auch wenn sie sich für den Rückfall schämt.
Am Roundtable zeigt die IV-Beraterin zuerst wenig Verständnis. Sie hat damit gerechnet, dass Frau N. rasch eine Stelle findet, und stellt die weitere Finanzierung des Jobcoachings infrage. Es kostet Frau N. und die Jobcoachin Überzeugungskraft, um die IV-Beraterin weiter im Boot zu halten. Am Ende des Gesprächs vereinbaren sie, die Stellensuche weiterzuführen. Die Jobcoachin wird sich bei den Arbeitgebern nach den Absagegründen erkundigen, sodass bei Bedarf die Bewerbungsstrategie angepasst werden kann. Frau N. ist einverstanden, auch das Netzwerk der Jobcoachin zu nutzen, die anbietet, sich aktiver an der Stellensuche zu beteiligen. Neu fassen sie auch befristete Arbeitsverhältnisse ins Auge und die IV-Beraterin stellt Einarbeitungszuschüsse in Aussicht, um Frau N. in der Probezeit zu entlasten.
Das Ziel bleibt in den Grundzügen das gleiche, doch das Vorgehen und die Zwischenziele werden angepasst. Frau N., die bisher dachte, trotz Jobcoaching alles allein machen zu müssen, kann die Unterstützung der Coachin nun annehmen. Dies heißt aber auch, dass sie die Erkrankung offenlegen muss, wenn sie ein

Vorstellungsgespräch via Jobcoachin erhält. Sie einigen sich auf Inhalte, welche die Jobcoachin in Gesprächen mit Arbeitgebern über Frau N. sagen darf.

Frau N. wird daraufhin vermehrt zu Vorstellungsgesprächen eingeladen. Aus den Absagen erfährt die Jobcoachin, dass Frau N. überheblich und desinteressiert gewirkt habe, was überhaupt nicht der Gefühlslage von Frau N. entspricht. Gemeinsam machen sie in der Folge Bewerbungsrollenspiele und werten diese anhand von Videoaufnahmen aus. Es gelingt, die Wirkung zu verbessern. Zweieinhalb Monate später kann sie eine 80-prozentige Stelle antreten.

Im Gegensatz dazu kann das Nichterreichen von Zielen für Klient*innen ein belastender Faktor sein, der unter Umständen die gesundheitliche Situation verschlechtert. Auch für Jobcoaches kann es unangenehm sein, wenn Aufträge nicht erfolgreich verlaufen. Dies kann nicht nur die Arbeitszufriedenheit beeinträchtigen, sondern sich auch auf zukünftige Aufträge negativ auswirken. Es hilft daher, mit Klient*innen sowie den Auftraggebenden die Ziele des Jobcoachings zu Beginn sorgfältig und gemäß dem SMART-Prinzip festzulegen, im Verlauf der Zusammenarbeit laufend zu überprüfen und bei Bedarf anzupassen.
> Auftragsklärung, Seiten 27, 31 ff., 117 f., 122 f.

ZIELVEREINBARUNGEN Auch wenn Zielvereinbarungen zu Beginn sorgfältig getroffen werden, kann es sein, dass Zwischenziele oder auch das Ziel an sich im Verlauf des Jobcoachings angepasst werden müssen. Unter Berücksichtigung, dass Klient*innen teilweise längere Zeit nicht gearbeitet haben, ist es manchmal schwierig, die Belastbarkeit und die Arbeitsfähigkeit genau zu beurteilen. Im Beispiel oben wird deutlich, dass Frau N., ihre Behandlerin, die Jobcoachin und die IV-Beraterin den Gesundheitszustand von Frau N. überschätzt hatten. Durch ihren souveränen Auftritt und die rasche Erledigung der Zwischenziele vermittelte Frau N. den Eindruck, keine intensivere Unterstützung zu benötigen.

ABBILDUNG 3

Beispielhafte Zielvereinbarung

Ziel: Vollzeitstelle auf dem ersten Arbeitsmarkt			
Zwischenziele	**Vorgehen**	**Verantwortliche Personen**	**Überprüfung**
1. aktualisiertes, vollständiges Bewerbungsdossier liegt vor	• Überarbeiten des Lebenslaufes inkl. neuen Designs • fehlende Arbeitszeugnisse einholen • Referenzpersonen anfragen	Frau N. in Zusammenarbeit mit der Jobcoachin	Datum
2. Bewerbungsstrategie ist erarbeitet	• Stärken und Schwächen eruieren • daraus mögliche Tätigkeitsfelder erschließen • Vorlagen für Bewerbungsschreiben erstellen • Kommunikation der Lücke im Lebenslauf erarbeiten	Frau N. in Zusammenarbeit mit der Jobcoachin	Datum
3. Verbesserung des Gesundheitszustandes (Migräne)	• Optimierung der Behandlung prüfen (ggf. Anmeldung in Spezialsprechstunde für Migräne)	Frau N. in Zusammenarbeit mit der Hausärztin	Datum

Der verminderte Selbstwert und die Vorbelastung durch eine Suchterkrankung sind im Integrationsplan nicht berücksichtigt worden.

Das Beispiel von Frau N. zeigt auch, wie Jobcoaches zum Teil von Auftraggebenden unter Druck geraten, wenn die Ziele nicht erfüllt werden. Der Austausch im Team oder mit anderen Jobcoaches hilft, mit diesem Druck umzugehen. > Versicherungen, Seiten 33, 153 f.

Jobcoaches achten darauf, dass Klient*innen Zielanpassungen nicht als ihr eigenes Versagen verstehen. Stellt sich im Verlauf des Jobcoachings heraus, dass ein anderer Weg als der vereinbarte zielführender ist, werden alle Involvierten informiert. Die Zielvereinbarung kann als Fahrplan verstanden werden, der den Takt vorgibt und bei Störungen angepasst wird.

Die Arbeit mit Zielen ermöglicht Transparenz und Orientierung gegenüber Klient*innen und Auftraggebenden. Wichtig ist, die Ziele zu Beginn mit allen Beteiligten in Einklang zu bringen, laufend zu überprüfen und bei Bedarf anzupassen.

Netzwerkarbeit

Der Jobcoaching-Prozess ist auch deshalb anspruchsvoll und komplex, weil die Jobcoachings in verschiedenen Lebens- und Arbeitswelten stattfinden. Jobcoaches arbeiten nicht nur mit Klient*innen zusammen, sondern auch mit deren Arbeitgebenden, Behandelnden, Angehörigen und zuständigen Versicherungen. Je besser Jobcoaches deren Realitäten kennen, desto anschlussfähiger kann die Zusammenarbeit gestaltet werden. Dies wirkt sich konstruktiv auf den Prozess aus. Die Koordination mit dem Umfeld der Klient*innen ist auch im Hinblick auf die Abstimmung von Zuständigkeiten und für die Auftragsklärung wichtig. Zudem können im Jobcoaching Fragen auftauchen, die nicht in der Expertise und Zuständigkeit von Jobcoaches liegen. Der Einbezug entsprechender Fachpersonen ist für den Integrationserfolg daher wichtig. Im Folgenden wird die Zusammenarbeit mit dem Umfeld der Klient*innen näher beleuchtet. Dafür wird als Erstes auf die gemeinsamen Gespräche mit den involvierten Personen eingegangen. > Auftragsklärung, Seiten 31 ff., 117 f.

Roundtable

Der Begriff »Roundtable« wird für Sitzungen verwendet, an denen zusätzlich zu Klient*innen und Jobcoaches mindestens eine weitere Person teilnimmt, und betont das Gespräch auf Augenhöhe. Roundtables bzw. Runde Tische bewähren sich, um die Zusammenarbeit mit Klient*innen und deren Umfeld transparent zu gestalten. Es lohnt sich, Zeit in die Vorbereitung des Roundtables zu investieren, da dieser die Ausgangsbasis für das weitere Vorgehen bildet. Zudem gibt es in der Durchführung und Nachbereitung einige Punkte zu beachten.

VORBEREITUNG Zunächst wird das *Gesprächsziel* definiert. Werden Jobcoaches zum Beispiel von Auftraggebenden für einen Roundtable im Sinne eines Verlaufsgesprächs angefragt, lohnt es sich, zu definieren, was mit dem Gespräch erreicht werden soll und welchen Vorteil es hat, diesen Informationsaustausch vorzunehmen. Geht es im Gespräch darum, eine Entscheidung zu treffen, ist zentral, dass die relevanten Personen auch teilnehmen, sodass ein verlässlicher Beschluss gefasst werden kann.

Je nach Gesprächsziel ändert sich die *Zusammensetzung der Teilnehmenden.* Am Roundtable kommen lediglich jene Personen zusammen, die für das jeweilige Gesprächsanliegen wichtig sind. Je größer ein Roundtable ist, desto höher die Gefahr, dass sich Klient*innen im Gespräch nicht einbringen bzw. sich nicht trauen, ihre Anliegen vorzutragen. Auch aus praktischen Gründen lohnt es sich, den Roundtable so groß wie nötig und so klein wie möglich zu halten: Viele Teilnehmende erschweren die Terminkoordination und machen die Vorbereitung anspruchsvoller. Zur Reduktion von Teilnehmenden kann beispielsweise überlegt werden, bei welchen Personen es ausreicht, dass sie im Anschluss über den Ausgang des Roundtables informiert werden. Kontaktieren Jobcoaches vorab Roundtable-Teilnehmende, die ihnen noch nicht bekannt sind, erleichtert dies die Rollenklärung, macht Erwartungen deutlich und hilft, das Gesprächsziel von Beginn an zu kommunizieren.

Aus Gesprächsziel und Teilnehmenden ergibt sich in der Regel, wo und in welchem Zeitrahmen der Roundtable stattfindet sowie wer für die Terminfindung zuständig ist. In der Regel finden Gespräche zur Auftragsklärung bei Auftraggebenden und Verlaufsgespräche bei Arbeitsplatzerhalt im jeweiligen Betrieb statt. Je nach Ausgangslage kann für den Roundtable auch ein virtuelles oder hybrides Setting passend sein.

Behandelnde nehmen in der Regel nicht am Roundtable teil. Jobcoaches informieren sie vorgängig über die Gesprächsthemen und erkundigen sich nach Anliegen ihrerseits. Zudem werden die Einschätzung der *aktuellen Arbeitsfähigkeit* sowie eine *Prognose* eingeholt.

Klient*innen und Jobcoaches erarbeiten eine Traktandenliste (Themenliste), die den Teilnehmenden vorab zugestellt wird, um Ergänzungen oder Erwartungen abzufragen. Dies schafft Transparenz, erleichtert die Vorbereitung und ermöglicht eine gemeinsame Grundlage. Des Weiteren erleichtert die Traktandenliste die Leitung und Protokollierung des Roundtables. Nehmen Auftraggebende nicht am Roundtable teil, wird ihnen die Liste zwecks Orientierung ebenfalls zugesendet.

DURCHFÜHRUNG Ist es aus den Vorbereitungen nicht bereits hervorgegangen, wird zu Beginn des Roundtables geklärt, wer die *Gesprächleitung* übernimmt und somit auch für das Zeitmanagement zuständig ist. Zusätzlich zur Moderation wird auch bestimmt, wer das Protokoll erstellt. Sollten sich noch nicht alle Teilnehmenden kennen, wird eine kurze Vorstellungsrunde durchgeführt und zudem sichergestellt, dass die vereinbarten Traktanden (Themen) noch passen.

Unabhängig davon, ob Jobcoaches die Gesprächsleitung übernehmen oder nicht, achten sie auf die *Partizipation der Klient*innen* am Gespräch und unterstützen sie dabei, eine aktive Rolle einzunehmen. Wichtig ist, dass nicht in Anwesenheit der Klient*innen *über* sie, sondern *mit* ihnen über die Situation und Ziele gesprochen wird. Spätestens zum Schluss des Roundtables werden Vereinbarungen zu *Verantwortlichkeiten und Deadlines* getroffen.

NACHBEREITUNG Jeder Roundtable wird kurz und übersichtlich protokolliert. Erstellen Jobcoaches das *Protokoll,* senden sie es zunächst den Klient*innen zum Gegenlesen und danach mit deren Einverständnis an alle anderen. Wie oben erwähnt, kann das Protokoll gegebenenfalls auch Involvierten zugestellt werden, die nicht am Roundtable teilnahmen.

Können sich Klient*innen während eines Roundtables nicht konstruktiv und aktiv einbringen, besteht die Gefahr, dass das Gespräch mehr schadet als nützt. Eine Klientin berichtete, sich an einem Roundtable wie ein ungezogenes Schulmädchen gefühlt zu haben, dessen Eltern zum Gespräch gebeten wurden. Solche Eindrücke können durch eine sorgfältige Vorbereitung und Gesprächsführung vermieden werden. Auch die umsichtige Nachbereitung trägt zum erfolgreichen Jobcoachingprozess bei, da Verbindlichkeiten und Perspektiven geschaffen werden.

Herausfordernd an Roundtables sind Klient*innen, die durch das Besprochene getriggert werden und dann sehr emotional darauf reagieren. Dies kann sich bei Konflikten, Kündigung, Kritik an der Leistungsfähigkeit oder anderen Kränkungen zuspitzen. > Arbeitsplatzkonflikte, Seiten 77, 138 f.

Es bewährt sich, Klient*innen vor dem Roundtable danach zu fragen, ob sie denken, dass sie emotional auf das Besprochene reagieren könnten. Falls ja, überlegen sie im Vorfeld gemeinsam, was hilft, die Ruhe zu bewahren (bis zehn zählen, Atemübung, Blick aus dem Fenster ...). Entlastend ist es, vorab ein Zeichen zu vereinbaren, mit dem Klient*innen bei Bedarf um eine Pause bitten können. In spezifischen Fällen, zum Beispiel wenn eine Kündigung erwartet wird, klären Klient*in und Jobcoach, unter welchen Umständen und wie der Roundtable frühzeitig beendet werden kann.

Wird der Roundtable für Klient*innen voraussichtlich schwierig, reservieren sich Jobcoaches vorher und nachher ausreichend Zeit, um bei Bedarf Unterstützung bieten zu können. Es kann zusätzlich sinnvoll sein, dass Klient*innen für die Zeit nach dem Roundtable mit ihren Behandelnden einen Termin planen oder ein Treffen mit einer Vertrauensperson organisieren.

In begründeten Einzelfällen kann es sinnvoll sein, einen Roundtable in Abwesenheit der Klient*innen durchzuführen. Dies ist der Fall, wenn sich die involvierten Fachpersonen nicht einigen können (etwa über die weitere Finanzierung des beruflichen Wiedereinstiegs) und diese Auseinandersetzung nichts mit den Klient*innen zu tun hat und diese demzufolge unnötig verwirren würden.

In einem sorgfältig vorbereiteten Roundtable werden Grundlagen und Ziele für die berufliche Integration gesetzt und in Übereinstimmung gebracht. Unabhängig von der formellen Gesprächsleitung sorgen Jobcoaches dafür, dass die Anliegen aller Beteiligten berücksichtigt werden, und achten darauf, dass die Klient*innen sich einbringen können.

Arbeitgebende

Die Zusammenarbeit mit Vorgesetzten und Personen aus der Personalabteilung ist ein zentraler Baustein des Jobcoachings. Jobcoaches schlagen eine Brücke zwischen den Themen »Gesundheit« und »Arbeit«, wobei sie versuchen, zusammen mit allen Involvierten passende Lösungen zu finden. Dies gilt auch dann, wenn das Ziel zunächst nicht erreicht werden kann, es beispielsweise zu einer Kündigung kommt oder stellensuchende Klient*innen eine Absage erhalten. Ist mit Arbeitgebenden eine vertrauensvolle Zusammenarbeit etabliert, treten sie mit ihren Anliegen eher an Jobcoaches heran, was für den nachhaltigen Integrationserfolg wichtig ist.

Nicht selten kommt es vor, dass sich Arbeitsplatzsituationen für Vorgesetzte und Klient*innen unterschiedlich darstellen. Zum Teil sind Klient*innen überzeugt, dass ihre Leistungen schlecht sind, während die Vorgesetzten das Gegenteil denken. Genauso gut kann sich die Situation umgekehrt darstellen. Informationen über unterschiedliche Sichtweisen oder auffälliges Verhalten im Arbeitskontext sind hilfreich für den Beratungsprozess, wie folgendes Beispiel von Frau C. zeigt.

BEISPIEL

Frau C. ist nach einer Erschöpfungsdepression wieder an ihren Arbeitsplatz als Sachbearbeiterin zurückgekehrt. Bereits vor der Krankheitsabwesenheit fand die Vorgesetzte die Zusammenarbeit mit Frau C. anspruchsvoll. Wenn sie Frau C. auf Fehler aufmerksam machte, rechtfertigte sich Frau C., gab externen Umständen die Schuld oder reagierte emotional.

Seit der Erkrankung ist die Vorgesetzte verunsichert: Was darf sie zurückmelden, ohne eine Verschlechterung von Frau C.s Gesundheitszustand zu riskieren? Was soll sie tun, wenn Frau C. wieder emotional wird und sogar in Tränen ausbricht? Die Vorgesetzte sucht Unterstützung bei der zuständigen Personalverantwortlichen, die ein Jobcoaching vorschlägt.

Nachdem sich der Jobcoach und Frau C. kennengelernt haben, meldet sich der Jobcoach bei der Vorgesetzten und fragt sie nach ihren Anliegen. Nur schon diese Frage entlastet die Vorgesetzte. Da sie merkt, dass es im Jobcoaching nicht nur um Frau C. geht, traut sie sich, ihre Unsicherheit anzusprechen. Der Jobcoach nimmt das Thema auf und schlägt einen Roundtable vor.

Die Vorgesetzte ist im Hinblick auf den Roundtable angespannt. Sie erkundigt sich beim Jobcoach, ob sie das Thema »Feedback geben« wirklich ansprechen soll, denn Frau C. habe in den letzten Tagen instabiler gewirkt. Der Jobcoach bestärkt die Vorgesetzte und schreibt das Thema auf die Traktandenliste.

Am Roundtable leitet der Jobcoach das Thema »Feedback« ein. Frau C. spricht von sich aus an, dass sie schlecht mit Kritik umgehen könne. Dies habe zu ihrer Erschöpfung beigetragen, da sie aus Angst vor Kritik ihre Arbeit stets zwei- bis dreimal kontrolliere und somit zu viel Zeit brauche. Wenn ihr dann doch Fehler passierten, frustriere sie das. Sie wolle lernen, mit diesem Frust anders umzugehen und die Angst vor dem Fehlermachen abzulegen. Dabei unterstützen sie der Jobcoach und die Psychotherapeutin.

Diese Einsicht überrascht die Vorgesetzte. Wie am Roundtable vereinbart, bringt sie in den kommenden Wochen ihre Kritik an, wenn auch zurückhaltender, als sie es bei anderen Mitarbeitenden tun würde. Es kommt weiterhin vor, dass Frau C. sich rechtfertigt oder auch mal Tränen in den Augen hat. Seit dem Roundtable kann die Vorgesetzte mit diesem Verhalten von Frau C. aber anders umgehen, da sie weiß, dass Frau C. an ihrer Kritikfähigkeit arbeitet. Die folgenden Roundtables helfen sowohl Frau C. als auch der Vorgesetzten im Umgang mit dem Thema. Für Frau C. bleibt der Umgang mit negativem Feedback weiterhin anspruchsvoll, sie hat gemäß eigener Einschätzung und Angaben ihrer Vorgesetzten aber Fortschritte gemacht.

Die konstruktive Zusammenarbeit ermöglichte es, schwierige Themen offen anzusprechen. So gelang es der Klientin, ihren Umgang mit Kritik zu verbessern und ihre Leistungsfähigkeit auszubauen.

Eine gute Zusammenarbeit mit Vorgesetzten und Personalverantwortlichen dient der beruflichen Integration der Klient*innen. Dabei ist die Haltung einer Mehrparteilichkeit notwendig.

Psychische Erkrankungen im Arbeitskontext

Viele Vorgesetzte und Personalverantwortliche haben Berührungsängste und Vorurteile gegenüber psychischen Erkrankungen. Die Zusammenarbeit mit Jobcoaches ermöglicht es, diese Ängste abzubauen und im Idealfall positive Erfahrungen mit Menschen mit einer psychischen Erkrankung zu machen. > Inklusion, Seiten 10 ff

Oft nutzen Vorgesetzte das Jobcoaching, um Bedenken anzusprechen und bei Schwierigkeiten auf eine zuverlässige Ansprechperson zurückgreifen zu können. Umgekehrt helfen die Beobachtungen von aufmerksamen Vorgesetzten, gesundheitliche Verschlechterungen frühzeitig zu erkennen. Veränderungen der psychischen Gesundheit zeigen sich am Arbeitsplatz oft früher als im Jobcoaching oder in der Psychotherapie, da die Klient*innen am Arbeitsplatz länger anwesend und enger eingebunden sind. Zudem sind Leistungsschwankungen oft besser ersichtlich. Bei Bedarf informieren Jobcoaches in Absprache mit den Klient*innen deren Vorgesetzte über mögliche Anzeichen einer gesundheitlichen Verschlechterung und bitten sie, deswegen lieber einmal zu viel als zu wenig Kontakt aufzunehmen.

Mögliche Anzeichen am Arbeitsplatz sind:

- Empfindlichkeit gegenüber Kritik, Unterbrechungen oder Lärm,
- mangelnde Flexibilität,
- Überstunden oder Fehlzeiten sowie häufige Kurzabsenzen,
- Leistungsschwankungen oder deutlicher Leistungsabfall (Fehlerquote, Ineffizienz, Unzuverlässigkeit u. Ä.),
- Vermeidung bestimmter Aufgaben,
- sozialer Rückzug während (Mittags-)Pausen, keine Teilnahme an Teamevents,
- Stimmungsschwankungen, Gereiztheit, »nah am Wasser gebaut« sein,
- Unsicherheit (vermehrtes Nachfragen, um Fehler zu vermeiden, etc.),
- Antriebslosigkeit oder übertriebenes Agieren, was sich auch in einem Hyperfokus auf einzelne Aufgaben zeigen kann,
- fehlende Abgrenzung (zu anderen Verantwortungsbereichen bzw. Personen sowie zwischen Arbeit und Freizeit),
- veränderter Umgang mit Regeln (Nichteinhalten, Hinterfragen oder starres Einfordern),
- vermehrtes Berichten über Schlafprobleme, Erschöpfung oder Schmerzen.

Es fällt vielen Vorgesetzten schwer, psychisch bedingte Auffälligkeiten anzusprechen. Zum einen sind sie unsicher, ob dies in ihren Zuständigkeitsbereich fällt oder doch Privatsache ist. Zum anderen wissen sie nicht, wie. Auch können Rückmeldungen krank wirkender Mitarbeitenden teilweise wenig hilfreich sein (»Es ist alles gut, ich habe nur schlecht geschlafen«), was die Klärung erschwert. So entstehen unzweckmäßige Konstellationen. Ungünstig ist es, wenn Vorgesetzte wegschauen, den Kontakt vermeiden oder Druck verstärken. Eine Form von Druck ist, formalisierte Qualifizierungs- oder Zielvereinbarungsgespräche zu initiieren, statt in einem Gespräch unter vier Augen die Beobachtungen mitzuteilen und Mitarbeitende um deren Selbsteinschätzung zu bitten. Druck wirkt sich negativ auf das Erleben und Verhalten der Klient*innen aus, was wiederum die Problematik verstärkt.

Vorgesetzte brauchen oft Ermutigungen, um ihren Beobachtungen zu vertrauen und Mitarbeitende auf etwas anzusprechen. Wie das konkret erfolgt, kann vorbesprochen werden. Wir empfehlen Vorgesetzten, es anzusprechen, wenn sie denken, dass Mitarbeitende gesundheitliche Probleme haben. Wenn Vorgesetzte zeigen, dass die Gesundheit ihrer Mitarbeitenden für sie an erster Stelle steht, hilft dies nicht nur der betroffenen Person, sondern wirkt sich auch positiv auf das Betriebsklima aus.

Wir erfahren in unserer Arbeit immer wieder, dass sich Vorgesetzte und Personalfachpersonen durch die Zusammenarbeit im Jobcoaching entlastet fühlen. In größeren Unternehmen, die über ein firmeninternes betriebliches Gesundheitsmanagement verfügen, kann das Jobcoaching eine wertvolle Ergänzung zu bestehenden Prozessen wie dem Absenzenmanagement (Abwesenheitsverwaltung) darstellen. Mitarbeitende sowie Vorgesetzte haben so zusätzlich zu den internen Ansprechpersonen (in der Regel die Personalabteilung) den Vorteil, durch eine externe, unabhängige Person unterstützt zu werden.

Wir erleben viele Arbeitgebende als sehr engagiert, wenn es darum geht, ihren Mitarbeitenden eine Weiterbeschäftigung oder eine Rückkehr nach einem Krankheitsausfall zu ermöglichen, sofern dies aus betrieblicher Sicht möglich ist. Vor allem wenn es langjährige Mitarbeitende und Personen in Vorgesetztenfunktionen betrifft. Natürlich spielen auch betriebswirtschaftliche Faktoren eine Rolle. Eine Stelle neu zu besetzen, ist aufwendig und teuer. Kündigungen können je nach Anstellungsverhältnis und -dauer durch Arbeitsunfähigkeitszeugnisse aufgeschoben werden. Dies verursacht ebenfalls Aufwand und Kosten. Es sind jedoch nicht rein finanzielle Argumente, die Arbeitgebende dazu bewegen, ihre erkrankten Mitarbeitenden zu unterstützen, sondern verschiedene Umstände und Überlegungen. Nicht zuletzt scheint die persönliche Haltung der vorgesetzten Person sowie die Firmenkultur entscheidend für den Integrationserfolg zu sein.

Arbeitgebende, die sich ernst genommen und unterstützt fühlen, setzen sich aktiv für den Integrationserfolg ein.

Roundtable als Verlaufsgespräch

Roundtables mit Arbeitgebenden sind das Herzstück jedes Jobcoachings. Sie werden am besten im jeweiligen Betrieb durchgeführt, damit Arbeitgebenden An- und Abreise erspart wird. Auch wenn Arbeitgebende eine gesetzliche Fürsorgepflicht gegenüber ihren Mitarbeitenden haben, ist es nicht selbstverständlich, dass sie sich Zeit für Roundtables nehmen. Jobcoaches zeigen damit aber nicht nur ihr Entgegenkommen. Sie erhalten zudem wichtige Eindrücke vom Verhalten der Klient*innen am Arbeitsplatz und von Gegebenheiten am Arbeitsort (Platzverhältnisse, Lautstärke etc.) sowie der Firmenkultur. Vereinzelt hat eine Durchführung außerhalb des Arbeitsplatzes Sinn, beispielsweise wenn Krankheitssymptome oder Konflikte eine Besprechung vor Ort nicht zulassen. Die Räumlichkeiten des Jobcoachings bieten in solchen Situationen die passende Alternative.

Falls der Roundtable während eines (teil-)stationären Aufenthaltes in einer psychiatrischen Klinik oder in einem psychiatrischen Ambulatorium stattfindet, ist es als Jobcoach wichtig, sich bewusst zu sein, dass dies in der Regel für Arbeitgebende eine ungewohnte Umgebung ist. Für viele Menschen sind psychiatrische Kliniken ein Buch mit sieben

Siegeln und wecken das Gefühl von Unwohlsein. Zudem kann der Eindruck entstehen, dass es sich um eine besonders schwere Erkrankung handle, was eine negative Erwartungshaltung bewirkt.

An Roundtables mit Arbeitgebenden stehen arbeitsplatzbezogene Themen im Fokus, die im Verlauf des Gesprächs im Detail geklärt werden. Die aktuelle gesundheitliche Situation sowie die Prognose werden nicht detailliert besprochen, sondern es wird auf jene Aspekte fokussiert, die für Arbeitgebende relevant sind. In der Regel ist es weder erforderlich noch zielführend, hierzu die psychiatrische Diagnose zu nennen. Es handelt sich dabei um Fachbegriffe, die eher für Behandelnde und die Versicherungsmedizin entscheidend sind. Es wirkt aber vertrauensfördernd, wenn die Themen, an denen in der Psychotherapie vertieft gearbeitet wird, grob umschrieben werden (Selbstwert stärken, schwieriges Erlebnis aus der Vergangenheit verarbeiten, Energiemanagement verbessern etc.). So wissen Vorgesetzte oder Personalfachpersonen, dass Mitarbeitende auch außerhalb des Arbeitsplatzes an ihrem Gesundungsprozess arbeiten.

Umgekehrt bitten wir auch die Vorgesetzten, am Roundtable über die allgemeine Situation im Betrieb zu berichten und eine individuelle Rückmeldung zu den Klient*innen zu geben. Besonders wichtig ist eine ehrliche Einschätzung aus Arbeitgebersicht zum bisherigen Verlauf der Integration sowie zu Erwartungen zum weiteren Vorgehen. Steht beispielsweise nach einem IV-finanzierten Arbeitsversuch eine Festanstellung in Aussicht, ist es unabdingbar, dass Klient*in und Jobcoach wissen, welche Voraussetzungen für den Stellenantritt erfüllt werden müssen. Nur so können sie im Jobcoaching an den erforderlichen Themen wie Selbstständigkeit, Pünktlichkeit, Umgang mit Kritik arbeiten oder mit Auftraggebenden rechtzeitig Alternativen besprechen.

Da Jobcoaches auch Ansprechpersonen für Arbeitgebende sind, kann es vorkommen, dass sie vor oder nach einem Roundtable kontaktiert werden, um etwas unter vier Augen zu besprechen. Dies kann sein, weil es Arbeitgebenden unangenehm ist, das Thema vor ihren Mitarbeitenden anzusprechen (etwa mangelnde Hygiene oder Verdacht auf Alkoholmissbrauch), oder wenn ein Arbeitsplatzverlust droht und Arbeitgebende sich aufgrund von Verdacht auf Suizidalität nicht trauen, dies mit ihren Mitarbeitenden zu besprechen. Wird seitens Arbeitgebenden ein Austausch ohne Klient*innen gewünscht, informieren Jobcoaches über diese Bitte, berichten angemessen über die Gründe und vereinbaren, was die Jobcoaches den Arbeitgebenden mitteilen dürfen. Zudem wird nach dem Gespräch über dessen Inhalt sowie die Vereinbarungen informiert. So lässt sich die Transparenz sicherstellen und das Vertrauen erhalten. Im Sinne der Zusammenarbeit auf Augenhöhe sollte es sich bei diesen Gesprächen um begründete Ausnahmen handeln.

Roundtables mit Arbeitgebenden finden vorzugsweise im Betrieb statt. Dabei stehen arbeitsplatzbezogene Themen im Vordergrund. Jobcoaches bereiten diese Gespräche mit Klient*innen vor und achten bei der Durchführung auf ein gleichberechtigtes Verhältnis aller Beteiligten.

Roundtable bei Arbeitsplatzkonflikten

Roundtables mit Arbeitgebenden sind in Konfliktsituationen für alle Beteiligten besonders anspruchsvoll. Sowohl Arbeitgebende als auch Klient*innen wünschen sich Verstärkung und Unterstützung, da sie sich hilflos fühlen. Auch wenn dieser Wunsch nachvollziehbar ist, ist es für alle Beteiligten wichtig, dass Jobcoaches in solchen emotionsgeladenen Situationen in ihrer Rolle allparteilich und neutral bleiben. Die systemische Sicht unterstützt dabei, Konflikte aus verschiedenen Blickwinkeln zu betrachten und gemeinsam getragene Lösungen zu erarbeiten.

BEISPIEL

Frau H. möchte dringend ein Jobcoaching. Sie habe ungerechtfertigt eine schriftliche Verwarnung erhalten, nur weil sie ein paar Minuten zu spät gewesen sei. Nun fürchtet sie um ihren Arbeitsplatz als

Fahrerin in einem Logistikbetrieb. Der Jobcoachin fällt es schwer, das Gespräch zu steuern, da Frau H. in ihren Erzählungen weit ausholt und rasch eine Verteidigungshaltung einnimmt, wenn sie sich nicht verstanden fühlt. Es wird deutlich, dass sie schon öfter zu spät zur Arbeit kam. Als die Jobcoachin darüber mehr wissen will, wird Frau H. wütend und beklagt sich, dass die Jobcoachin nicht mit ihr gegen den Arbeitgeber kämpfe. Die Jobcoachin erläutert, Frau H. gerne dabei zu unterstützen, den Kontakt mit ihrem Arbeitgeber zu verbessern. Eine Anwältin sei sie jedoch nicht.

Frau H. ist enttäuscht. Die beiden vereinbaren, dass Frau H. alles in Ruhe mit ihrem Partner bespricht. Nach zwei Tagen ruft sie an, dass sie mit den Bedingungen der Jobcoachin einverstanden sei und hoffe, so ihre Stelle behalten zu können.

Zum folgenden Gespräch erscheint Frau H. zu spät. Darauf angesprochen, wird sie laut und bezeichnet die Jobcoachin als kleinlich. Als diese nicht lockerlässt, gesteht Frau H., Herd und Fenster stets mehrmals kontrollieren zu müssen, bevor sie die Wohnung verlassen könne. Jetzt wird der Jobcoachin klar, unter welchen großen Anstrengungen Frau H. ihrer Arbeit nachgeht. Frau H. erlebt diese Rückmeldung als entlastend.

Nach einem Austausch mit Frau H.s Behandler kontaktiert die Jobcoachin den Vorgesetzten. Dieser zeigt am Telefon wenig Begeisterung für einen Roundtable. Frau H. solle einfach pünktlich zur Arbeit erscheinen. Frau H. diskutiere ständig, statt eine Kritik anzunehmen und zu tun, was er ihr sage. Anscheinend sei ihr die Arbeit egal. Die Jobcoachin insistiert freundlich auf dem Austausch. Sie zeigt Verständnis für die Situation des Vorgesetzten und den harten Konkurrenzkampf im Stückguttransport. Schließlich erklärt sich der Vorgesetzte zu einem Gespräch bereit, aber nur dann, wenn die Personalleiterin auch dabei sein dürfe. So könne bei Bedarf gleich der Kündigungsprozess in die Wege geleitet werden.

Die Jobcoachin ermuntert Frau H., ihre Schwierigkeiten am Roundtable anzusprechen, damit der Vorgesetzte nicht weiter das Gefühl hat, Frau H. sei die Arbeit nicht wichtig. Sie besprechen, wie viel der Vorgesetzte wissen muss und welche Informationen nur für die Psychotherapie und das Jobcoaching entscheidend sind. Frau H. ist unsicher. Sie fühle sich wie eine Versagerin, wenn sie über ihre Zwänge spreche. Die Aussicht auf ein Ende des Versteckspiels entlastet sie aber, weshalb sie sich entschließt, über ihre gesundheitliche Situation zu sprechen. Zudem hilft ihr die Zusicherung der Jobcoachin, sie im Falle einer Kündigung bei der Stellensuche zu unterstützen.

Am Roundtable schämt sich Frau H. und kann sich kaum überwinden, zu sprechen. Als sie das Wort »Zwänge« über die Lippen bringt, bricht ihre Stimme. Wie für diesen Fall abgemacht, übernimmt die Jobcoachin das Wort. Sie erklärt, dass die Behandlung von Zwängen günstige Prognosen habe, Frau H. aber Zeit benötige und Druck kontraproduktiv sei.

Der Vorgesetzte hat nicht damit gerechnet, dass Frau H. eine Erkrankung hat. Er kann jetzt nachvollziehen, warum sie Kritik abgewehrt. Die Willenskraft und Offenheit beeindrucken auch die Personalleiterin, die sofort sagt, dass sie Frau H. eine Chance geben möchte. Als Fahrerin sei Pünktlichkeit aber das oberste Gebot. Zudem sorge sie sich um Frau H.s Gesundheit, da sie nun wisse, unter welchem Druck sie ihre Arbeit leiste. Die Personalleiterin schlägt eine interne Versetzung ins Lager vor und verspricht, sich dafür gegenüber dem Inhaber einzusetzen. Frau H. strahlt vor Freude und willigt ein, dass auch der Inhaber sowie der Teamleiter des Lagers über die Situation Bescheid wissen sollen.

Nach einem Probetag im Lager legen sie gemeinsam fest, dass im Betrieb kommuniziert werden soll, Frau H. sei der Straßenverkehr zu viel geworden. Deshalb sei sie nun im Lager tätig. Frau H.

arbeitet mit Unterstützung des Behandlers und der Jobcoachin weiter daran, ihre Zwangserkrankung in den Griff zu bekommen. Sollte sie doch einmal zu spät kommen, weiß ihr neuer Teamleiter Bescheid. Das entlastet Frau H.

Im Beispiel von Frau H. waren sowohl die Klientin als auch der Vorgesetzte und die Personalleiterin bereit, Lösungen zu suchen. Es ging am Roundtable nicht darum, die eigenen Positionen zu stärken und die Streitpunkte nochmals aufzurollen, denn solche Gespräche weisen ein hohes Konfliktpotenzial auf und sind selten zielführend. Für Vorgesetzte kann dann der Eindruck entstehen, dass Jobcoaches in anwaltschaftlicher Funktion agieren und sie sich daher verteidigen oder sogar »Verstärkung« beiziehen müssen.

Wichtig und zugleich schwierig ist es, sich als Jobcoach*in nicht auf die eine oder andere Seite ziehen zu lassen. Wenn Konflikte vorliegen, neigen Klient*innen genau wie Vorgesetzte dazu, andere Gesprächsteilnehmende davon überzeugen zu wollen, dass sie im Recht sind. Positionieren sich Jobcoaches, verschärft dies die Situation. Zielführender ist es, bei solchen Gesprächen auf einen konstruktiven Umgang aller Beteiligten zu achten, die Bedürfnisse von allen Seiten zu klären und gemeinsame Vereinbarungen für die Zukunft zu treffen.

Für den Erfolg eines Roundtables bei Arbeitsplatzkonflikten ist es entscheidend, die Gesprächsziele mit den Klient*innen zu klären. Erst wenn ein für alle Involvierten klares, realistisches und positives Gesprächsziel besteht, ist ein solches Gespräch sinnvoll. Klient*innen brauchen in solchen Situationen oft Unterstützung, damit es ihnen gelingt, geeignete Ziele zu formulieren. Statt direkt den Wiedereinstieg zu besprechen, kann das Ziel des ersten Roundtables auch sein, die Voraussetzungen für einen späteren möglichen Wiedereinstieg zu klären oder überhaupt wieder einen Kontakt zwischen Klient*in und Arbeitgebenden herzustellen.

Um Enttäuschungen für die Klient*innen zu vermeiden, wird mit Arbeitgebenden vorab geklärt, ob eine weitere Zusammenarbeit überhaupt denkbar ist. Sind Arbeitgebende in dieser anspruchsvollen Situation zu einem Gespräch bereit, fragen wir auch, was aus ihrer Sicht nötig ist, um wieder zusammenarbeiten zu können. Wie das Beispiel von Frau H. zeigt, lohnt es sich, die Anliegen der Arbeitgebenden im Jobcoaching aufzunehmen und am Roundtable nach einer einvernehmlichen Lösung zu suchen.

Ist jedoch eine Rückkehr an den Arbeitsplatz ausgeschlossen, können Jobcoaches den Abschluss des Arbeitsverhältnisses unterstützen, indem sie dabei helfen, Aufgaben wie Materialrückgabe (Schlüssel, Zutrittsausweis, Dienstwagen, Geschäftstelefon) zu erledigen sowie Referenzen und Arbeitszeugnisse zu klären. Auch und besonders in diesen Situationen sind die Verabschiedung und die interne Kommunikation des Abschieds für den Selbstwert der Klient*innen wichtig. Jobcoaches ziehen sich zurück, wenn seitens Klient*innen oder Arbeitgebenden juristische Schritte eingeleitet werden. Hierfür braucht es andere Fachpersonen.

Jobcoaches bleiben auch in einem Konfliktfall sachlich und allparteilich. Sie haben die Aufgabe, mit allen Beteiligten die Konflikte zu lösen oder – sollte dies nicht möglich sein – die Auflösung des Arbeitsverhältnisses den Umständen entsprechend möglichst konstruktiv zu begleiten.

Arbeitsplatzakquise

Eine weitere wichtige Form der Zusammenarbeit mit Arbeitgebenden liegt in der Arbeitsplatzakquise. Die stellensuchenden Klient*innen fragen oft, ob Jobcoaches Firmen kennen, die regelmäßig Personen mit einer psychischen Erkrankung einstellen. Idealerweise baut jede*r Jobcoach*in über die Jahre ein solches Netzwerk auf und kann bei der Vermittlung darauf zurückgreifen. Weil der neue Arbeitsort den

Klient*innen eine langfristige Perspektive bieten soll, sollte dieses Netzwerk von Arbeitgebenden stetig gepflegt und erweitert werden.

Die Akquise geeigneter Arbeitsplätze ist eine intensive, zeitaufwendige Arbeit, die ein hohes Maß an Frustrationstoleranz verlangt. Gelingt es, in einen regelmäßigen Austausch mit Arbeitgebenden zu kommen, erleichtert dies, sie bei der Besetzung ihrer Vakanzen zu unterstützen.

Die Zusammenarbeit mit Jobcoaches und die Offenheit für Stellensuchende mit einer psychischen Erkrankung bringen Unternehmen Vorteile. Die nachfolgende Aufzählung stammt aus Rückmeldungen von Firmen, die wir nach erfolgreichen Vermittlungen erhalten haben:

- kostenlose Personalvermittlung ohne verdeckte Kosten (etwa lohnabhängige Vermittlungsprämie),
- engagierte Bewerbende, die sich der Chance, die sie erhalten, bewusst sind,
- Kandidat*innen, die sich durch ihre gesundheitliche Krise besser kennengelernt haben, dementsprechend im Umgang mit Stress und Konflikten geübt sind und bei Bedarf auf ein professionelles Netz zurückgreifen können,
- Transparenz betreffend Schwächen und Unterstützungsbedarf, was von Beginn an eine gezielte Förderung ermöglicht und kostenintensiven Fehlbesetzungen entgegenwirkt,
- bei Schwierigkeiten haben Vorgesetzte, Personalfachleute und die vermittelten Mitarbeitenden durch das Jobcoaching eine langfristige Vertrauensperson, die bei Bedarf hinzugezogen werden kann,
- das Betriebsklima wird gefördert, da Mitarbeitende merken, dass ihr Arbeitgeber sie während einer persönlichen Krise auch unterstützen würde,
- sind der Gesundheitszustand und somit die Leistungsfähigkeit der Kandidat*innen noch unklar, können Jobcoaches in Zusammenarbeit mit Versicherungen Übergangsfinanzierungen in die Wege leiten und

so einen zusätzlichen finanziellen Anreiz schaffen bzw. das Risiko für Unternehmen senken,

- »Diversity and Inclusion« hat an Bedeutung gewonnen, sodass Firmen, die sich sozial engagieren, einen guten Ruf genießen, der sich bei der Suche nach Fachkräften positiv auswirkt.

Geeignete Arbeitgebende lassen sich durch unterschiedliche Strategien ausfindig machen. Einerseits können Kontakte von früheren Akquisetelefonaten und Jobcoachings gepflegt werden. Personalfachleute oder Vorgesetzte, mit denen wir schon gearbeitet haben, können auch als »Türöffner*innen« fungieren, wenn wir später beim selben Unternehmen für eine Vermittlung anfragen. Wenn durch die frühere Zusammenarbeit bereits Vertrauen besteht, erhöht dies die Chance auf Erfolg. Regelmäßige Einladungen zu Anlässen, Fachveranstaltungen oder auch persönliche Weihnachtskarten helfen, Kontakte zu pflegen. Insgesamt unterscheidet sich das Vorgehen nicht von einer üblichen Personalvermittlung. Es ist wichtig, dass Jobcoaches offen auf Arbeitgebende zugehen und sich von Absagen nicht entmutigen lassen.

Das Netzwerk an Arbeitgebenden kann über deren Stellenausschreibungen und Social Media erweitert werden: Jobcoaches nehmen mit der zuständigen Person Kontakt auf, stellen die Kandidat*innen vor und erläutern die Jobcoaching-Dienstleistung. Diese Art der »Kaltakquise« hat den Nachteil, dass noch kein Vertrauensverhältnis besteht, die zuständige Person vielleicht misstrauisch wird und sich fragt, warum der*die Kandidat*in nicht selbst anruft. Es ist wichtig, vorher mit den Klient*innen eine Strategie festzulegen und gemeinsam abzuwägen, welches Vorgehen erprobt werden soll.

Zudem lohnt es sich, an Veranstaltungen im Themenbereich »Arbeit und psychische Gesundheit« mit Vorträgen und Workshops engagiert zu sein, um mit Arbeitgebenden in Kontakt zu kommen. Solche Veranstaltungen fördern das Vertrauen zwischen Jobcoaches und

Arbeitgebenden. Zudem ermöglichen sie Vorgesetzten, Fragen in Zusammenhang von psychischen Belastungen am Arbeitsplatz und Früherkennung zu stellen, gemeinsam zu diskutieren und sich dabei zu vernetzen.

Auch die Präsenz auf Personalmessen hat sich bewährt, um auf unsere Dienstleistung aufmerksam zu machen. Weiterhin bemühen wir uns um Öffentlichkeitsarbeit wie Zeitungs- und Zeitschriftenartikel, in denen Klient*innen zu Wort kommen. Viele Institutionen und auch selbstständige Jobcoaches sind zudem auf Social Media mit ihren Dienstleistungen präsent und verfassen zu PR-Zwecken regelmäßig Beiträge.

Ebenso können private Kontakte für die Stellenvermittlung genutzt werden. In solchen Situationen ist eine transparente Kommunikation besonders wichtig, da sie hilft, Enttäuschungen vorzubeugen. Es kann auch sinnvoll sein, die eigenen Kontakte für die Vermittlung der stellensuchenden Klient*innen an Kolleg*innen innerhalb des Teams oder des beruflichen Netzwerkes weiterzugeben, um ausreichend Distanz zu haben.

TRANSPARENZ Uns ist wichtig, Arbeitgebende transparent über jene Einschränkungen der Klient*innen aufzuklären, die für das Ausführen der betreffenden Arbeit relevant sind – dies natürlich in Absprache mit den Klient*innen. Für eine nachhaltige Integration kann es zielführend sein, mit der direkt vorgesetzten Person mögliche Frühwarnzeichen zu besprechen. So weiß die zuständige Person, worauf zu achten ist, und kann entsprechend der vorherigen Abmachung Mitarbeitendedarauf ansprechen und/oder die Jobcoaches kontaktieren. Da dies oft nicht auf Anhieb funktioniert, bewährt es sich, sich als Jobcoach*in nach der Stellenvermittlung in regelmäßigen Abständen bei der*dem neuen Arbeitgeber*in zu melden. Dies erhöht die Chance, Schwierigkeiten rechtzeitig erkennen und lösen zu können.

Sind Jobcoaches in einem regelmäßigen Austausch mit Arbeitgebenden, können sie ein eigenes Netzwerk für die Stellenvermittlung aufbauen und pflegen.

Behandelnde

Jobcoaches sind ein Bindeglied zwischen Arbeit, Gesundheit und Behandlung. Arbeiten sie und Behandelnde Hand in Hand, wirkt sich das positiv auf den Verlauf der Integration aus. Gemäß IPS-Modell ist eine parallele psychiatrische und/oder psychotherapeutische Behandlung Bedingung für ein Jobcoaching. Dabei ist die Zusammenarbeit zwischen Klient*innen, Behandelnden und Jobcoaches einerseits zentral für die Zielerreichung der Klient*innen. Andererseits ist diese Zusammenarbeit auch wichtig für Arbeitgebende und ihr Vertrauensverhältnis zu Jobcoaches, zum Beispiel wenn eine Klientin krank wird oder ein Klient sich am Arbeitsplatz auffällig verhält. Als Jobcoach ist es wichtig, klare Grenzen und Bedingungen zu setzen. Über die erforderliche Zusammenarbeit mit Behandelnden werden Klient*innen daher bereits im Erstgespräch informiert. Sehr selten stimmen Klient*innen dem Austausch nicht zu. Im Gegenteil: Die meisten sind froh, dass alle unterstützenden Personen am selben Strang ziehen.

Jobcoaches definieren hierzu mit Klient*innen, welche Themen für das Jobcoaching wichtig sind und daher mit den Behandelnden besprochen werden sollen. Manche Klient*innen möchten zuvor den geplanten Austausch mit Behandelnden genau klären, andere wiederum geben sofort grünes Licht zur Kontaktaufnahme. Ein erster Kontakt per verschlüsselter Mail hat sich bewährt. Nach einer kurzen Vorstellung folgen Informationen zum Auftrag und die für die berufliche Integration relevanten Fragen. Zusätzlich zur Schweigepflichtentbindung werden Terminvorschläge für einen telefonischen Austausch zugestellt. Ist der Anruf angekündigt, sind Behandelnde besser vorbereitet und für eine Zusammenarbeit offener. Durch die zeitnahe Kontaktaufnahme nach Beginn des Jobcoachings können zudem Schnittstellen und die Zusammenarbeit frühzeitig geklärt werden. Die Akzeptanz für die Arbeit im Jobcoaching steigt dadurch.

Wir erhalten in der Regel das Feedback, das Jobcoaching entlaste die Psychotherapie, da viele arbeitsbezogene Themen an die Jobcoaches übergeben werden und somit mehr Raum für andere Aspekte (Familie, Beziehungsmuster etc.) gewonnen werde. Behandelnde sind zentrale Bezugspersonen der Klient*innen und für folgende arbeitsplatzrelevante Fragen zuständig:

- aktuelle Arbeitsfähigkeit,
- Prognose (auch ungefähre Angaben sind als Richtpunkte hilfreich),
- krankheitsbedingte Einschränkungen sowie förderliche Rahmenbedingungen,
- Gefährdungsaspekte,
- Anzeichen gesundheitlicher Verschlechterung und Vorgehen dabei,
- Ressourcen,
- Empfehlungen zum beruflichen (Wieder-)Einstieg.

HÜRDEN Häufig sind weder Behandelnde noch Klient*innen gewohnt, im Dreieck zu arbeiten. Dies kann anfänglich herausfordernd sein, wie das folgende Beispiel zeigt:

BEISPIEL

Frau G. berichtet dem Jobcoach beim telefonischen Vorgespräch von ihren zwischenmenschlichen Schwierigkeiten. Immer wieder gerate sie in Konflikte oder müsse sich – insbesondere von Männern – distanzieren. Als Diagnose gibt Frau G. eine Borderlinestörung an.
Im Jobcoaching wird besprochen, was diese Diagnose für die Arbeitsfähigkeit bedeutet. Ziele für die Zusammenarbeit werden festgelegt. Der Jobcoach möchte sich in der Folge mit dem Behandler austauschen. Frau G. möchte nicht, dass hinter ihrem Rücken über sie gesprochen wird. Sie unterschreibt aber die Schweigepflichtentbindung und ist mit einem Roundtable in der psychiatrischen Praxis einverstanden. Zwei Tage vor dem Termin schreibt Frau G.

mehrere ausführliche Mails an den Jobcoach. Ein gemeinsames Gespräch habe keinen Sinn, die Psychotherapie verlaufe »katastrophal«, sie werde bald einen Wechsel vollziehen. In einer Mail, die an den Behandler gerichtet war, aber fälschlicherweise im Posteingang des Jobcoaches landete, beklagt sich Frau G. beim Behandler über die gleichen Missstände im Jobcoaching.

Der Roundtable wird abgesagt, der Jobcoach bespricht das Thema in der nächsten Sitzung. Es wird klar, dass Frau G. befürchtet, im Dreiergespräch werde über sie hinweg entschieden. Das sei beim letzten Wiedereinstiegsversuch passiert, als sich der Case Manager der Krankentaggeldversicherung im Auftrag des damaligen Arbeitgebers eingeschalten hatte. Dieser Berater habe den Auftrag gehabt, sie bei der Rückkehr an ihren Arbeitsplatz zu unterstützen. Statt Hilfe habe sie aber nur Kontrolle und Druck verspürt und daher die Zusammenarbeit abgebrochen.

Der Jobcoach dankt Frau G. für ihre Offenheit. Damit sie eine solche Erfahrung kein zweites Mal machen muss, definieren sie im Vorfeld die Gesprächsthemen genau und legen fest, was Frau G. tun kann, sollte das Gefühl hochkommen, es werde etwas über ihren Kopf hinweg entschieden. Den folgenden Roundtable erleben Frau G. wie auch der Behandler und der Jobcoach als sehr wertvoll für die Zusammenarbeit.

Durch einen transparenten und von Respekt geprägten Umgang mit den Bedürfnissen der Klient*innen können Hürden abgebaut und positive Erfahrungen ermöglicht werden. Vertrauensfördernd wirkt es, wenn Jobcoaches mit den Klient*innen besprechen, wofür die Zusammenarbeit nützlich ist und welche Fragen mit den Behandelnden wozu geklärt werden sollten.

Wenn Klient*innen mit einem telefonischen Austausch zwischen Jobcoach*in und Behandler*in nicht einverstanden sind, kann das

Gespräch via Lautsprecher oder Video durchgeführt werden. Oder es wird – wie im Beispiel von Frau G. – ein Roundtable organisiert, an dem die Fragen zu dritt besprochen werden. > Roundtable, Seiten 127 f., 136 ff.

Wenn ein direkter Austausch zu Beginn nicht gewünscht ist, können Jobcoaches ihre Fragen auch per Mail stellen und Klient*innen ins CC nehmen (wichtig: verschlüsselte Kommunikation). So haben Klient*innen Gewissheit, was diskutiert wird. Erhalten Jobcoaches auf die Kontaktversuche keine Rückmeldung, bitten sie die Klient*innen, ihre Behandelnden auf die Anfrage anzusprechen.

Unterschiedliche Einschätzungen der Arbeitsfähigkeit oder des Eingliederungspotenzials können herausfordernd sein. Wenn die Beteiligten nicht auf das gleiche Ziel hinarbeiten, die Behandlerin beispielsweise eine Teilrente als angebracht sieht, der Klient eine ganze Rente möchte und die IV-Beraterin eine Rentenzusprache (Rentenbewilligung) ausschließt, wirkt sich dies unvermeidlich negativ auf den Verlauf aus. Wenn Klient*innen, Behandelnde, Versicherung und Jobcoaches zusammenarbeiten, können sie zumindest gemeinsam ein zeitlich begrenztes Etappenziel definieren, zum Beispiel:

- Die Möglichkeiten für den Wiedereinstieg am bestehenden Arbeitsplatz sind mit Herrn X. und dessen Arbeitgeberin bis zum TT.MM.JJJJ geklärt.
- Frau Y. steigert ihre Arbeitsfähigkeit in den ersten drei Monaten auf mindestens 50 Prozent.

KLINIKAUFENTHALT Eine besondere Form der Zusammenarbeit mit Behandelnden erleben Jobcoaches, wenn sich Klient*innen in stationäre Behandlung begeben. In akuten Behandlungssettings pausiert das Jobcoaching aufgrund des Gesundheitszustandes zunächst üblicherweise. Je nach Situation kann es passend sein, eine Karte mit Genesungswünschen zu senden oder per Mail/SMS mit den Klient*innen in Kontakt zu bleiben.

Da für die Klient*innen in der Regel ein ganzes Behandlungsteam zuständig ist, ist es für Jobcoaches nicht immer einfach, mit der richtigen Person in Kontakt zu kommen und über entscheidende Schritte rechtzeitig informiert zu werden. In diesen Fällen rufen Jobcoaches an, um über Zuständigkeiten, Therapieverlauf und den Austritt Bescheid zu wissen. Sind die Klient*innen erwerbstätig, koordinieren Jobcoaches nach Rücksprache mit ihnen die Kommunikation mit den Arbeitgebenden.

Anders gestaltet sich die Zusammenarbeit während geplanter Aufenthalte auf Psychotherapiestationen. In diesen Fällen können Jobcoaches schon vor dem Eintritt mit der Klinik Kontakt aufnehmen und – wenn angezeigt – in den Behandlungsverlauf einbezogen werden. Sind Klient*innen berufstätig, besprechen Jobcoaches das Vorgehen sowie die Kommunikation am Arbeitsplatz mit den Klient*innen und deren Arbeitgebenden. Dies hilft dem gegenseitigen Verständnis für die Situation und erleichtert die Planung am Arbeitsplatz (Aufgabenverteilung während der Abwesenheit, Kommunikation während des Aufenthalts etc.).

Ist nach einem stationären Klinikaufenthalt ein Wiedereinstieg am Arbeitsplatz geplant, wird seitens der Klinik manchmal ein Roundtable mit der*dem Arbeitgeber*in organisiert. Oft kommen diese durch das Engagement der klinikinternen Sozialarbeit zustande und werden von Arbeitgebenden genutzt, um Klarheit über das weitere Vorgehen zu erhalten. Zum Teil sind die Arbeitgebenden durch die schwere Krise ihrer Mitarbeitenden verunsichert und im Umgang damit überfordert. Sie nehmen die Unterstützung daher meist gerne an. Ist ein*e Jobcoach*in bereits vor dem Klinikaufenthalt involviert, bleibt er*sie auch währenddessen Ansprechperson für die Arbeitgebenden und nimmt an Roundtables teil. Findet der Roundtable in der Klinik statt, beachten Jobcoaches, dass dieses Setting für Arbeitgebende neu, ungewohnt und allenfalls negativ behaftet sein kann. > Roundtables in Kliniken, Seiten 136 ff.

Gemäß IPS-Konzept gehören Jobcoaches ins Team der psychiatrischen Behandlung. Die Praxis (in der Schweiz) zeigt allerdings, dass dies oft nicht der Fall ist. In einigen interdisziplinären Projekten zwischen der IV und der psychiatrischen Klinik wurde diese enge Zusammenarbeit in den Fokus gerückt. Die Projekte zielen darauf ab, dass sich Klient*innen und ihre Bezugspersonen schon früh mit der beruflichen Situation auseinandersetzen, damit sie schneller und nachhaltiger beruflich integriert werden können.

IV-Berater*innen sowie Jobcoaches führten in der Klinik niederschwellige Beratungen zu möglichen Versicherungsleistungen durch (Jobcoaching, Einarbeitungszuschüsse, Kurse etc.). Zielgruppe waren einerseits die Patient*innen, andererseits die Behandlungsteams. Wenn die Patient*innen daran interessiert waren und die Teilnahme aus medizinischer Sicht vertretbar war, konnte bereits während des stationären Aufenthalts die Integration beginnen. Die Kosten des Jobcoachings übernahm die Versicherung. Patient*innen, die an ihren bestehenden Arbeitsplatz zurückkehren wollten, sowie solche, die eine neue Stelle suchten, wurden auch nach dem Klinikaustritt während mindestens einem halben Jahr unterstützt. Den Lohnausfall finanzierte in dieser Zeit die Arbeitslosenversicherung oder die Krankentaggeldversicherung, mit denen schon im Vorfeld die Zusammenarbeit vereinbart wurde.

Roundtables mit Arbeitgebenden und dem Behandlungsteam konnten so unkompliziert während des Klinikaufenthalts durch den*die Jobcoach*in durchgeführt werden. Zentral war die frühe und nahtlose Beratung im Jobcoaching. Dies vereinfachte die Austrittsplanung und gab allen Involvierten Orientierung für die Zeit nach der stationären Behandlung. Die Jobcoachings wurden erst nach erfolgreicher Rückkehr an den bestehenden Arbeitsplatz bzw. einer Vermittlung in den ersten Arbeitsmarkt beendet, was in rund 70 Prozent der Fälle erreicht wurde. War eine nachhaltige Reintegration nicht möglich, wurden Anschlusslösungen initiiert (Integrationsmaßnahmen, die zum Ziel haben, Klient*innen auf den ersten Arbeitsmarkt vorzubereiten o.Ä.). In seltenen Fällen wurde eine Rentenprüfung in die Wege geleitet. Aufgrund der guten Resonanz wurden die Projekte in diversen psychiatrischen Kliniken implementiert.

Jobcoaches vernetzen sich von Beginn des Jobcoachings an mit den zuständigen Behandelnden und pflegen den Kontakt aktiv. So können wichtige Entscheidungen wie etwa eine Steigerung der Arbeitsfähigkeit gemeinsam mit den Klient*innen gefällt werden. Die enge Kooperation ermöglicht bei negativen Entwicklungen (etwa drohender Kündigung) ein rasches, koordiniertes Vorgehen.

Soziales Umfeld

Auch das soziale Umfeld kann einen wichtigen Beitrag zum Gelingen der beruflichen Integration leisten und weist für die psychische Gesundheit insgesamt einen Puffereffekt auf. Zu Beginn des Jobcoachings lohnt es sich daher, das Netzwerk der Klient*innen zu thematisieren. So können Personen erkannt werden, die den Integrationsprozess unterstützen. Geringe soziale Kontakte und insbesondere fehlende enge Beziehungen wirken sich hingegen negativ auf die Gesundheit aus. Sollten Klient*innen davon berichten, allein und einsam zu sein, lohnt es sich trotz Fokus auf die Arbeitsintegration, dieses Thema zu beleuchten. Durch einen Kursbesuch oder Vereinsbeitritt können zum Beispiel neue Kontakte geknüpft werden zu Personen, mit denen die Klient*innen Interessen (Kunst, Kultur, Sport, Natur etc.) teilen. Sind Klient*innen durch soziale Kontakte stark belastet, wird das Thema in der Psychotherapie vertieft. Dies gilt insbesondere für schwierige Familienkonstellationen, welche die Klient*innen in ihrer Lebensführung beeinträchtigen.

Um Personen aus dem sozialen Umfeld im Jobcoaching sichtbar zu machen, eignen sich Visualisierungen wie Mindmaps oder Soziogramme. Darin tragen Klient*innen Familienmitglieder, Verwandte,

Bekannte, Freund*innen, Kolleg*innen und Nachbarn ein und berichten über die Beziehungsqualität zu den jeweiligen Personen. Meistens befinden sich im sozialen System der Klient*innen Personen, die beispielsweise Hilfe bei Betreuungsaufgaben von Kindern oder Haustieren leisten, im Haushalt oder in administrativen Belangen unterstützen oder wenn beide in der Freizeit etwas gemeinsam unternehmen.

Aus dem persönlichen Umfeld können auch Ideen oder Fähigkeiten für die Stellensuche genutzt werden (Korrekturlesen, LinkedIn-Profil updaten, Bewerbungsfoto mittels KI optimieren u. v. m.). Noch wichtiger als solch tatkräftige Unterstützung ist für viele Klient*innen das Wissen, dass enge Vertraute an sie glauben und für sie da sind, wenn sie ein freundschaftliches Gespräch oder ein offenes Ohr benötigen.

Für das Umfeld der Klient*innen ist eine psychische Erkrankung oftmals herausfordernd und kann belasten, insbesondere bei akuter Dekompensation, wenn es sich um chronische Erkrankungen handelt oder wenn die Integration nicht erfolgreich verläuft. Die Vernetzung in Selbsthilfegruppen kann Angehörigen Entlastung bieten und den gegenseitigen Perspektivwechsel unterstützen.

Soziale Beziehungen im Jobcoaching sichtbar zu machen hilft, unterstützende wie auch hemmende Personen zu erkennen und entsprechend darauf reagieren zu können. Oft gibt es im Umfeld der Klient*innen Personen, die formell oder informell die berufliche Integration unterstützen können.

Versicherungen

Oft sind verschiedene Versicherungen in den Prozess der beruflichen Integration involviert. Sie verfolgen das Ziel, dass die Klient*innen schnell und nachhaltig beruflich Fuß fassen. Jede Versicherung bringt auch Ressourcen mit, die für die berufliche Integration genutzt werden können. So haben in der Schweiz beispielsweise Arbeitslosenversicherung und IV die Möglichkeit, einen Arbeitseinsatz vorübergehend mitzufinanzieren. Dies kann in Situationen hilfreich sein, in denen Arbeitgebende Klient*innen zwar eine Chance geben möchten, sie die unternehmerischen Risiken aber als zu hoch einschätzen und es ohne anfängliche finanzielle Unterstützung nicht zu einer Anstellung kommen würde.

Zugleich bringt jede Versicherung ihre eigenen Voraussetzungen für eine Zusammenarbeit mit. Es ist die Aufgabe der Jobcoaches, Klient*innen über die Anforderungen bei Bedarf zu informieren (etwa Arbeitsbemühungen für die Arbeitslosenversicherung, Mitwirkungspflicht gegenüber der IV, Informationspflicht gegenüber der Krankentaggeldversicherung). Zum Teil können die Bedingungen auch durch eine gute Zusammenarbeit zugunsten der Klient*innen angepasst werden.

Beim beruflichen Wiedereinstieg am bestehenden Arbeitsplatz ist es wichtig, den Reintegrationsprozess mit der Krankentaggeldversicherung zu koordinieren. So kann sichergestellt werden, dass Klient*innen weiter Leistungen beziehen und alle Involvierten bei Änderungen frühzeitig informiert werden. Oft kann anfänglich ein therapeutischer Arbeitsversuch mit einer 100-prozentigen Arbeitsunfähigkeit erfolgen. Dies muss vorab mit den Klient*innen, Arbeitgebenden, zuständigen Versicherungen und Behandelnden abgesprochen werden. Zudem sollten klare Abmachungen über Dauer, Inhalt und Ziel des Arbeitsversuchs getroffen werden. Hierzu braucht es vor allem eine enge Zusammenarbeit mit zuständigen Personen der Krankentaggeldversicherungen.

Für eine klare Aufgabenteilung und Transparenz gegenüber Klient*innen, Arbeitgebenden und Behandelnden erachten wir Roundtables als hilfreich. Wie schon erwähnt, können große Gesprächsrunden eine erhebliche Belastung sein. Deshalb besprechen wir die Anliegen der Klient*innen oft auch etappenweise und unterstützen die

Klient*innen dabei, ihre Anliegen und Sichtweisen an den Roundtables einzubringen. Es kann auch vorkommen, dass Gespräche in Abwesenheit der Klient*innen stattfinden. Dies wird mit den Klient*innen aber stets vorab besprochen und der Inhalt transparent gemacht.

In der Zusammenarbeit mit Versicherungen berücksichtigen Jobcoaches die Anspruchsvoraussetzungen, achten auf die Koordination der Leistungen und unterstützen eine transparente Kommunikation.

Beratungsstellen

Die Aufgaben der Jobcoaches konzentrieren sich auf die berufliche (Re-)Integration und sind daher grundsätzlich arbeitsbezogen. Wie ausgeführt, ist Fachwissen aus verschiedenen Bereichen notwendig, um Klient*innen unterstützen zu können. Im Jobcoaching können gleichwohl Fragen auftreten, die das Wissen der Jobcoaches übersteigen oder nicht in deren Kompetenzbereich gehören. Das sind beispielsweise komplexe sozialversicherungsrechtliche Ausgangslagen, juristische Sachverhalte, familienrechtliche Angelegenheiten oder sozialarbeiterische Fragestellungen. Die Fragen dazu können mitunter so wesentlich sein, dass sie mit entsprechenden Fachpersonen geklärt werden müssen. > Rollen der Jobcoaches, Seiten 106 f., 117 f., 127 f.

Der finanziellen Situation bedarf oft ein besonderes Augenmerk, da Klient*innen in der Regel während einer längeren Krankheit nur über ein reduziertes Einkommen verfügen. Viele von ihnen haben mit knappen finanziellen Mitteln zu kämpfen und einige haben schon vor dem Jobcoaching Schulden gemacht. In solchen Situationen ist es sinnvoll, eine Budgetberatung zu initiieren. Oft schämen Klient*innen sich für ihre Situation. Da ist es manchmal hilfreich, ihnen nicht nur entsprechende Adressen zu geben, sondern aus einer Sitzung heraus gemeinsam direkt die Anmeldung zu tätigen und gegebenenfalls zu einem ersten Termin zu begleiten.

Jobcoaches kennen die Grenzen ihres Angebots und fokussieren auf ihren Auftrag. Bei Fragen, die ihr Wissen überschreiten, vernetzen sie Klient*innen mit spezialisierten Beratungsstellen.

Nachwort

»Für mich war im Jobcoaching wichtig, zu wissen, dass ich nicht allein dastehe. Dazu gehörte nicht nur die Unterstützung in den Coachingstunden selbst, sondern auch tatkräftige Hilfe, sollte etwas schieflaufen. Ich wusste, dass die Jobcoachin im Notfall auch mit Arbeitgebern etc. spricht, statt mir nur Tipps zu geben, mit denen ich es am Ende doch wieder allein hinkriegen muss. Dies gab mir eine Sicherheit, aus der ich viel Kraft und Zuversicht für die Arbeitssuche schöpfte. Ohne Jobcoaching wären der Stress und die Belastung viel, viel größer gewesen. Für mich war es wichtig, zu wissen, dass meine Jobcoachin an mich glaubt, auch dann noch, als nach längerer Zeit keine Festanstellung in Sicht war. Ich denke, ein guter Coachingprozess hängt nicht nur von der Jobcoachin ab. Auch als Klientin kann man sehr viel dazu beitragen, dass der Prozess gelingt. Wenn man gemeinsam an einem Strang zieht und eine Art gemeinsames Projekt verfolgt, kann Jobcoaching richtig Spaß machen.«

Wir haben Frau M. jahrelang durch berufliche Höhen und Tiefen begleitet. Ihre Ausführungen bringen es auf den Punkt: Jobcoaching macht häufig Spaß. Während wir Klient*innen bei ihren beruflichen Herausforderungen unterstützen, kommen wir mit unterschiedlichsten Lebens- und Arbeitswelten in Kontakt. Es ist sehr zufriedenstellend, Menschen konkret zu unterstützen. Ist unsere Haltung von Wertschätzung geprägt und unser Blick ressourcenorientiert, begegnen wir den Klient*innen auf Augenhöhe. Wir bangen nach einem Vorstellungsgespräch mit ihnen und freuen uns, wenn sie eine neue Stelle bekommen haben oder wenn es mit der Beförderung geklappt hat. Oft dürfen wir – wenn auch aus der Ferne – am Erfolg teilhaben.

Selten gibt es Jobcoachings, in denen von Beginn an alles rundläuft und die berufliche Integration rasch realisiert wird. Zum Teil wird das Ziel auf Umwegen oder auch erst in einem späteren Anlauf erreicht. Dies ermöglicht einen Lernprozess – für die Klient*innen und für uns. Wir lernen jeden Tag wieder Neues dazu, was die Arbeit als Jobcoaches auch nach Jahren weiterhin spannend macht.

Ausgewählte Literatur

Baer, N. u. a. (2022): Krankschreibungen aus psychischen Gründen in der Schweiz: Hintergründe, Verläufe und Verfahren. Eine Analyse von Versichertendossiers der SWICA Krankentaggeldversicherung. https://workmed.ch/wp-content/uploads/studie-krankschreibungen-aus-psychischen-gruenden-ch.pdf (letzter Zugriff: 25.06.2025).

Bamberger, G. G. (2022): Lösungsorientierte Beratung. Praxishandbuch (6. Auflage). Weinheim/Basel.

Becker, D. R. & Drake, R. E. (1993): A working life: The Individual Placement and Support (IPS) program. New Hampshire-Dartmouth.

Bond, G. R. (2004): Supported employment: Evidence for an evidence-based practice. In: *Psychiatric Rehabilitation Journal, 27, 4, S. 345–359.*

Bond, G. R.; Al-Abdulmunem, M.; Marbacher, J.; Christensen, T. N.; Sveinsdottir, V. & Drake, R. E. (2023): A systematic review and meta-analysis of IPS Supported Employment for young adults with mental health conditions. In: *Administration and Policy in Mental Health and Mental Health Services Research,* 50, 1, S. 160–172.

Bond, G. R.; Becker, D. R. & Drake, R. E. (2011): Measurement of fidelity of implementation of evidence-based practices: Case example of the IPS Fidelity Scale. In: *Clinical Psychology Science and Practice,* 18, S. 126–141.

Brinchmann, B. u. a. (2020): A meta-regression of the impact of policy on the efficacy of individual placement and support. In: *Acta Psychiatrica Scandinavica,* 141, 3, S. 206–220.

Burns, T.; Catty, J.; Becker, T.; Drake, R. E.; Fioritti, A.; Knapp, M.; Lauber, C.; Rössler, W.; Tomov, T.; van Busschbach, J.; White, S. & Wiersma, D. (2007): The effectiveness of supported employment for people with severe mental illness: A randomised controlled trial. In: *The Lancet,* 370, S. 1146–1152.

Dehn, L. (2025): Stillstand bei der Teilhabe an Arbeit und Beschäftigung. In: *Psychosoziale Umschau,* 40, 1, S. 26–27.

Deutschlandfunk (o. D.): KI verstehen. https://www.deutschlandfunk.de/ki-verstehen-102.html (letzter Zugriff: 25.06.2025).

De Winter, L.; Couwenbergh, C.; van Weeghel, J.; Sanches, S.; Michon, H. & Bond, G. R. (2022): Who benefits from individual placement and support? A meta-analysis. In: *Epidemiology and Psychiatric Sciences,* 31, S. 1–24.

Drake, R. E & Wallach, M. A. (2020): Employment is a critical mental health intervention. In: *Epidemiology and Psychiatric Sciences,* 5, S. 29.

Hinsch, R. & Pfingsten, U. (2025): Gruppentraining sozialer Kompetenzen GSK (8. Auflage). Weinheim.

Kaluza, G. (2015): Gelassen und sicher im Stress: Das Stresskompetenz-Buch: Stress erkennen, verstehen, bewältigen. Berlin/Heidelberg.

Karpman, S. (1968): Fairy tales and script drama analysis. In: *Transactional Analysis Bulletin*, 7, 26, S. 39–43.

KI-Podcast (o. D.): Der KI-Podcast. ARD Audiothek. https://www.ardaudiothek.de/sendung/der-ki-podcast/94632864/ (letzter Zugriff: 25.06.2025).

Majkovic, A.-L.; Gundrum, E.; Kornfeind, J.; Ragasits, S. & Bächler, L. (2024): IAP Studie 2024: Generative KI bei der Arbeit – der flexible Mensch in der Arbeitswelt 4.0. Zürich: IAP Institut für Angewandte Psychologie der ZHAW Zürcher Hochschule für Angewandte Wissenschaften.

Majkovic, A.-L.; Gundrum E.; Toggweiler, S. & Fortiguerra, F. (2021): IAP Studie 2021: Der Mensch in der Arbeitswelt 4.0. Eine Monitoring-Studie mit Ausblick. Zürich: IAP Institut für Angewandte Psychologie der ZHAW Zürcher Hochschule für Angewandte Wissenschaften.

Mentzos, S. (2009): Lehrbuch der Psychodynamik. Die Funktion der Dysfunktionalität psychischer Störungen. Göttingen.

OECD (2014): Psychische Gesundheit und Beschäftigung: Schweiz. Bern: FSIO. https://doi.org/10.1787/9789264208681-de (letzter Zugriff: 26.06.2025).

Pfammatter, M.; Hoffmann, H.; Kupper, Z. & Brenner H. D. (2000): Arbeitsrehabilitation bei chronisch psychisch Kranken. Eine Standortbestimmung. In: *Fortschritte der Neurologie und Psychiatrie,* 68, S. 61–69.

Rosenberg, M. B. (2016): Gewaltfreie Kommunikation: Eine Sprache des Lebens. Paderborn.

Ruch, F. & Zimbardo, P. u. a. (1974): Lehrbuch der Psychologie. Eine Einführung für Studenten der Psychologie, Medizin und Pädagogik. Berlin/Heidelberg.

Rüsch, N.; Heland-Graef, M. & Berg-Peer, J. (2020): Das Stigma psychischer Erkrankung: Strategien gegen Diskriminierung und Ausgrenzung. München.

Schmidt, G. (2011): Wer nur Schemata runterschrubbt, kommt nicht in Kontakt mit einzigartigen Menschen. Interview. In: *Coaching-Magazin.* www.coaching-magazin.de/portrait/interview-gunther-schmidt (letzter Zugriff: 25.06.2025).

Schmidt, G. (2004): *Liebesaffären zwischen Problem und Lösung. Hypnosystemisches Arbeiten in schwierigen Kontexten.* Heidelberg.

Schulz von Thun, F. (2010): Miteinander reden 1: Störungen und Klärungen: Allgemeine Psychologie der Kommunikation. Reinbek.